U0391240

陪TA一起
慢慢变老

认知障碍患者家庭照护

王欢 董萍 蒋颖◎著

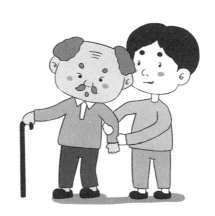

学林出版社

本书由上海开放大学"上海养老服务从业人员培训——养老服务书籍开发出版"项目资助出版

序一

　　刚刚过去的 9 月是世界阿尔茨海默病月，认知障碍再次成为全球公共卫生领域关注的焦点。很高兴被邀请为《陪 TA 一起慢慢变老》一书作序，也借本书出版的机会写写我的一些看法。

　　大家可能听到过很多相关的名称，诸如阿尔茨海默病、失智症、认知症、认知障碍、老年性痴呆等。在医学上，世界卫生组织在《国际疾病分类第十一次修订本（ICD-11）》中正式使用了神经认知障碍这个诊断名称。认知障碍一般理解为是神经认知障碍的简称，包括谵妄、轻度神经认知障碍和重度神经认知障碍，其中重度神经认知障碍也就是我们常说的痴呆。认知障碍影响着我们认知功能的关键领域，如执行功能、学习和记忆、知觉运动功能、语言、复杂注意力和社会认知。阿尔茨海默病是认知障碍的主要类型，约占所有认知障碍的 50%—70%。世界范围内约有 6000 万重度神经认知障碍患者，我国约有 1600 万重度神经认知障碍患者，2300 多万轻度神经认知障碍患者。这给患者自身、家庭、照料者和社会带来了沉重的负担。

认知障碍除影响患者的认知功能，还造成患者日常生活独立性和自主性的逐步丧失、自尊与自信受挫、社会关系和角色的改变，此外 90% 以上的患者还伴有精神行为的异常，如幻觉、妄想、激越、睡眠问题等。有超过 70% 的重度神经认知障碍患者生活在居家环境，需要家庭成员 24 小时不间断予以帮助和照料。这不仅给家庭带来了沉重的经济负担，还可能造成家庭成员关系的紧张，给家庭成员中的直接照料者带来身体、心理上的压力。有研究表明，认知障碍患者的照料者不仅抑郁症、焦虑症和睡眠障碍的发病率高于其他疾病照料者，也会有社交隔离和孤独感，还会造成照料者免疫力低下、心血管疾病发病率上升、高死亡风险等。

认知障碍患者照料与其他疾病的照料是不同的，认知障碍是一个进行性加重的疾病，病程长，大多数照料者本身年龄较大，此外认知障碍当前缺乏有效的逆转疾病进展的方法。因此在居家环境中，家庭照料者面临着复杂多样、不断升级、不断变化的照料任务。

面对这些任务，如照料者缺乏对疾病的基本认识，在患者日常生活照料如穿衣、饮食、如厕、出行、洗漱以及精神行为症状等方面就会不知所措。

　　《陪 TA 一起慢慢变老》一书由上海市精神卫生中心长期从事认知障碍护理和社区支持的专业人员撰写，从照料者角度，以通俗的语言呈现不同类型认知障碍的症状认识、疾病预防、照料技巧、非药物干预等，还提供了实用的居家认知训练和认知康复方法。不仅为家庭照料者给予了手册式的参考，也为照料者应对棘手问题提供了解决方案。相信本书的出版一定能够给照料者带来更多的帮助，减轻照料负担，一起快乐地陪伴患者慢慢老去。

李　霞

上海市精神卫生中心

2023 年 10 月

序二

　　我国是全世界老年人口最多的国家，且随着我国老年化不断加快，老年认知障碍患病率不断增加。目前的治疗仍是以延缓疾病进程为目的，以药物治疗、功能锻炼为主，其中家庭照护是非常重要的内容。

　　您照护的患者可能刚被确诊，也可能患病多年，在疾病的进展过程中，患者会逐渐失去自理能力，越来越依赖于您的照顾，也会变得越来越固执，甚至于不能顺畅的沟通。在长期的照护过程中，家庭照护者有过无助与不知所措，有过情绪问题不知道如何排解。给予认知障碍患者科学和专业的照护，不仅会让老人们保持尊严，感受到真心关爱，也会减轻照护者的身心疲惫。

　　本书从老年认知障碍疾病知识、专业的照护技巧、专业的干预方法、常见问题的解答、照护者自我关怀以及社会支持等方面作了介绍，希望在您专业照护患者以及自我照顾方面有所帮助。

　　最后，在此感谢上海市精神卫生中心老年科主任李霞教授为本书著序支持，感谢为此书编写出版辛苦工作的上海市精神卫生中心各位同道：白丽、何方、李枫、陆春华、陆惠洁、钱时兴、徐兰、徐雪燕（根据姓氏首字母排序），并致以最真诚的敬意。

董 萍

2023 年 12 月

目 录　CONTENTS

照护技巧篇

专业干预篇

疾病知识篇

TA 认识你吗?

是不是因为 TA 老了,

所以渐渐遗忘了重要的人、事、物?

最终 TA 连我也不认识了,

为什么会这样呢?

原来 TA 是生病了,

TA 得了认知障碍!

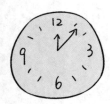
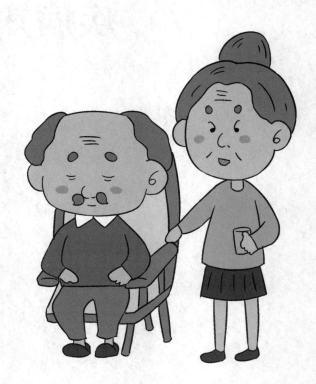

随着全球老龄化进程的不断加速，痴呆的患病率也大大提高，全世界每 3 秒就会新增一个痴呆病例。中国是世界上老年人口最多的国家，1999 年我国正式迈进老龄化社会，随着老龄化程度不断加深，痴呆患病人数逐年增加，据《阿尔茨海默病源性轻度认知障碍诊疗中国专家共识 2021》显示，目前我国 60 岁以上人口中，痴呆患者约 1507 万人，其中阿尔茨海默病作为最常见痴呆类型，患者约有 983 万人。

痴呆这一疾病名称最初由日本学者提出，最早于 1927 年出现在日本词典中，由英文单词 dementia 翻译而来，因痴呆一词含贬义、歧视色彩，故日本在 2004 年底将痴呆症改名为认知症，而在中国台湾地区多称为失智症，目前在中国大陆医学界则称为神经认知障碍，简称认知障碍。

神经认知障碍分为轻度神经认知障碍和重度神经认知障碍，是一种缓慢进展、进行性加重的疾病，是一组以认知功能受损为主要

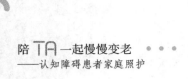
特征的临床综合征，在疾病不同阶段伴或不伴日常生活功能减退及神经精神症状。重度神经认知障碍就是我们常说的痴呆。但轻度神经认知障碍因为没有丧失生活独立性不能认为是痴呆，每年平均有10% 至 15% 的轻度神经认知障碍患者可能进展为痴呆，一部分轻度神经认知障碍会维持原有的认知功能水平不会发展为痴呆。

　　每个老年人都希望年老时能有清晰的思维，担心患上痴呆，那么痴呆可以预防吗？答案是可以的。预防痴呆，从不太早，永不言迟。2020 年柳叶刀委员会在痴呆预防、干预和护理方面建模了 12个潜在可改变的痴呆风险因素。

表 1-1　12 个潜在可改变的痴呆风险因素

生命历程	可改变的风险因素
早年（<45 岁）	受教育程度较低
中年（45—65 岁）	听力损失、创伤性脑损伤、高血压、酒精（>210 毫升 / 周）、肥胖（体重指数 ≥ 30）
晚年（>65 岁）	吸烟、抑郁症、社会孤立、缺乏运动、糖尿病、空气污染

　　早期（< 45 岁）风险，例如受教育程度较低，会影响认知储备；中年（45—65 岁）和晚年（65 岁以上）风险因素影响神经病理发展的储备和触发。预防痴呆关乎政策和个人。政策应针对高危群体，制订公共卫生规划，在整个生命过程中开展因地制宜的干预措施：

（1）为所有儿童提供小学和中学教育。

（2）鼓励使用助听器治疗听力损失，保护耳朵免受过度噪声损害。

（3）防止头部受伤。

（4）从中年开始将收缩压维持在 130 mmHg 或更低。

（5）限制饮酒。

（6）避免吸烟并支持戒烟。

（7）减少肥胖和糖尿病相关疾病。

（8）减少暴露于空气污染和二手烟草烟雾。

（9）中年和晚年保持认知、身体和社交活动。

（10）通过生活方式干预解决其他假定的痴呆风险因素，如睡眠，将整体改善健康状况。

通过改变表 1-1 中 12 个风险因素可以预防或延缓高达 40% 的痴呆。痴呆的家族谱系很庞大，让我们一起走进痴呆家族了解一下痴呆家族的几位主要成员。

痴呆家族的大哥
——阿尔茨海默病

1994 年世界阿尔茨海默病协会将每年的 9 月 21 日定为世界阿尔茨海默病日，又称世界老年痴呆日、国际失智症日。在这一天全世界许多国家和地区都会举办宣传日相关活动，努力提高人们对阿尔茨海默病和其他痴呆疾病的防治意识。

阿尔茨海默病是认知障碍的主要类型，约占痴呆的 50%—70%，阿尔茨海默病因此也被称为痴呆家族的"大哥"。阿尔茨海默病主要表现为学习和记忆能力下降，以及其他认知功能下降。阿尔茨海默病的记忆有一个特点就是近事记忆遗忘，这也被专家总结为"先进后出"，也就是说最先进入大脑的记忆最后才会消失。因为这个特点，在临床上也观察到了一些"奇怪"的现象：

（1）80 多岁老人口中一直喊着妈妈，而老人的父母其实早已去世，究其原因可能是患者的记忆逐渐减退，只剩下童年的记忆。

（2）患者看着镜子里的镜像坚称不是自己，出现这种现象的原因在于患者的记忆中只有自己年轻时候的镜像，而对老年的镜像感到陌生。

（3）当问及患者年龄时，得到的答案可能是"30多"，其原因可能是患者的记忆只留下了30多岁以前的记忆。

随着疾病的进展，在不同的时间点，阿尔茨海默病患者主要功能如认知功能、日常生活功能和精神行为会出现不同程度的变化。根据这3个方面功能受损情况将阿尔茨海默病分为5个阶段。

一、临床前阿尔茨海默病阶段

阿尔茨海默病在没有任何临床症状出现时其实已经开始，这个阶段被称为临床前阿尔茨海默病，通常只在研究环境中发现。在这个阶段，患者自身和周围的人都不会注意到其中的变化。这个阶段可以持续数年，甚至数十年。

二、阿尔茨海默病所致的轻度认知障碍

此阶段患者的记忆力和思维能力有轻微变化。这些变化还不足以影响日常生活、工作或人际关系。患者在判断复杂任务所需的时间、步骤或顺序方面可能会出现困难，同时在做出正确决策的能力方面也可能会下降，比如和以往的自己相比，如今会更容易受到金融诈骗或投资股票基金时出现决策失误。

三、阿尔茨海默病所致的轻度痴呆

阿尔茨海默病通常在轻度痴呆阶段被诊断出来，因为这个阶段患者和家人可能都会感觉出存在的问题，也更有求治的意愿。在轻度痴呆阶段，患者可能会经历以下变化。

1. 近事记忆减退

难以记住新学到的信息，并一遍又一遍重复同样的问题。

2. 难以有效解决问题、处理复杂任务和进行合理判断

计划家庭活动或财务等方面可能会变得困难，如不能处理每月的水电费账单。

3. 性格变化

患者可能会变得淡漠或孤僻，尤其是在面对具有挑战性的社交活动时，表现出异常的烦躁或愤怒。

4. 难以有效组织语言和表达思想

患者用合适的词语描述物体或清晰地表达想法变得越来越困难，如将杯子说成"泡茶的东西"，将钥匙说成"用来开门的"。

5. 丢失或放错物品

例如患者即使在熟悉的地方，也会越来越容易迷路，找不到自己的家；经常丢失物品或将物品放错地方，比如将玩具放进冰箱

里、将手表泡在水盆里。

四、阿尔茨海默病所致的中度痴呆

在阿尔茨海默病的中度痴呆阶段，患者记忆变得更差，思维更加混乱，并在日常活动和自我护理方面需要更多的帮助。阿尔茨海默病中度痴呆期的人可能会出现以下情况。

1. 越来越困惑和更差的判断力

例如患者会忘记自己在哪里，今天是星期几或现在是什么季节；患者可能会将家人或亲密的朋友混淆，或者将陌生人误认为家人；可能会出现徘徊或踱步，这可能是为了去寻找更熟悉的环境。

2. 经历更严重的记忆减退

例如患者可能会忘记个人以前经历的一些事件的细节，忘记地址或电话号码，或者在哪里上学；重复印象深刻的故事或者编造故事来填补记忆中的空白，将过去从未发生过的事认为曾经发生过。

3. 需要更多日常生活功能方面的帮助

例如患者可能需要家人帮助才能选择适合环境和气候所需要的衣服，部分患者还会出现排尿或排便的控制问题。

4. 出现性格和行为的重大变化

例如患者可能会产生毫无根据的怀疑、猜忌——坚信朋友、家

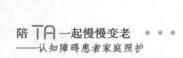

人或专业护理人员偷东西或配偶有外遇（猜疑被窃或嫉妒妄想）；看到或听到并不存在的东西或声响（幻听或幻视）；经常出现焦躁不安或激越行为，如对家人怀有敌意、大喊大叫、言语辱骂等，尤其夜幕降临后更容易出现；部分患者还可能出现攻击性行为、伤人毁物。

五、阿尔茨海默病所致的重度痴呆

在疾病晚期的重度痴呆阶段，整体功能继续下降，疾病对患者的运动和躯体功能影响越来越大。在此阶段患者通常会表现以下情况。

1. 失去连贯的沟通能力

患者可能偶尔会说几个字、词，但不能再以有意义的语句进行交谈或说话。

2. 日常生活需要全面的帮助

患者在饮食、穿衣、沐浴以及其他日常生活照料方面需要全面的帮助。

3. 躯体功能下降

患者可能会在没有帮助的情况下无法行走，在没有支撑的情况下无法坐下或抬头；肌肉可能会变得僵硬，反射出现异常；患者失去了吞咽能力；大小便失禁。

　　需要注意的是，阿尔茨海默病是一个持续的过程，不同的阶段没有清晰的界线，每个患者所表现出的症状也不一样。

容易被误诊的痴呆
——路易体痴呆

2014 年 8 月 11 日，美国著名喜剧演员罗宾·威廉姆斯不堪心理和生理之苦，在家中自缢身亡，关于他的死因，众说纷纭。有人说是抑郁症，有人说是帕金森病，也有人怀疑是药物或酗酒……那么，到底是谁夺走了他的生命？后来，罗宾的遗孀苏珊称，他真正的死因是路易体痴呆。

苏珊曾发表文章详细描述了罗宾的病情变化过程：2013 年 10 月底，我们结婚两周年纪念。当时罗宾在看医生，他被一些看似无关的症状困扰，便秘、排尿困难、烧心反胃、失眠、嗅觉变弱，还经受极大压力，而且，他的左手会时而轻微颤抖，当时被认为是肩部旧伤所致。之后他明显像变了一个人，他恐惧和焦虑到令人担心的地步。我曾私下想，我的丈夫是不是有疑病症？直到他过世之后我才知道，突然且持续不断的高度恐惧和焦虑，可能是路易体痴呆早期症状之一。入冬以后，他偏执多疑、妄想，循环不断；失眠、记性差、皮质醇过高等诸多症状越来越严重。4 月初，罗宾惊恐发作，他当时在温哥华拍《博物馆奇妙夜 3》。影片拍摄过程中，罗宾连记住一句台词都非常吃力。而就在三年前，他还在百老汇演了整整一季，经常一天演两场，数百句台词，一字不错。记忆丧失和无法控制的焦虑对他的打击是毁灭性的。5 月 28 日，他被诊断为患有帕金森病。罗宾日渐疲倦，帕金森的征象愈发明显，他左手的震颤这时已持续不停，走路迟缓拖拉。他恨自己交谈时找不到想说的词，他整夜翻腾，失眠依然很严重。有时，他发现自己会僵住，无法动弹，回神之后倍感沮丧。他的视觉和空间感觉开始出现问题，无法判断距离和深度。基本推理能力的丧失让他头脑的糊涂更加严重。我眼见自己才华横溢的丈夫这一刻还清醒理智，5 分钟之后却变成一片空白，深陷迷惘之中。他有抑郁病史，已经 6 年没犯了。所以当他在临走前几个月，又出现抑郁症状，被当成了并发的病情，被认为可能跟帕金森病有关。

　　罗宾的诊断，不只是靠临床诊断，而且来自去世后尸检的判断。罗宾·威廉姆斯死后三个月，他的尸检报告显示，他是死于弥漫性路易小体病。临床上，他表现出来的是帕金森病，但病理上，他得的是弥漫性路易小体病，是路易体痴呆带走了他的生命。

一、什么是路易体痴呆？

　　路易体痴呆通常发生在老年人群中，50 至 85 岁较多见，是发病率仅次于阿尔茨海默病的第二大神经退行性痴呆，约占痴呆的

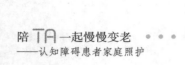

5%—10%。与阿尔茨海默病不同的是，男性比女性更容易患路易体痴呆。

路易体痴呆是一组在临床和病理表现上重叠于帕金森病与阿尔兹海默病之间的神经退行性疾病，因此很容易被误诊为其他类型痴呆。路易体痴呆起病隐匿，逐渐进展，波动性认知障碍、反复生动的视幻觉、帕金森病样症状、快速动眼睡眠行为障碍是路易体痴呆的四大特征性症状。

二、路易体痴呆的特征性症状

1. 波动性认知障碍

有 70%—90% 的患者出现突发而又短暂的认知功能障碍，可持续几分钟、几小时或几天。患者一天中有一段时间会感到困惑和糊涂，白天昏昏欲睡，精力不济，经常不知道周围发生了什么。患者的思维混乱或不清晰，说话杂乱无章，想法不合逻辑，无法与人有效交流。患者在一天之内、一周之内，或者一月之内，病情时好时坏，甚至一天之内可以有几次反复。患者状态好的时候可以和正常人一样，坏的时候表现为痴呆，具有巨大的波动性。

2. 反复生动的视幻觉

50%—80% 的患者存在复杂的视幻觉，即看到不存在的人、物

14

和场景。视幻觉的内容活灵活现，通常涉及人或动物，常在晚上发生，被描述为五颜六色的小动物或小矮人在房子里走来走去，房间里有巨大的蜈蚣或蛇在爬，或是看到穿着制服的警察经常在家里出现。大部分的视幻觉都是痛苦和可怕的场景，十分详细且生动。

3. 帕金森病样症状

运动迟缓。表现为动作速度慢、幅度减小，走路呈小碎步。一些精细的运动存在困难，如写字弯弯曲曲、越写越小；系鞋带、解纽扣、持筷子动作不流畅。平衡和协调功能受损，可能会频繁地跌倒。面部表情变化少，也被称为面具脸。吞咽困难，大量流涎，严重时喝水也会呛咳。声音微弱，说话含糊不清。

静止性震颤。手指可以表现为"搓丸样动作"，胳膊和腿表现为快速的"颤动"。

肌强直。肌张力增高，肢体僵硬，活动不自如，被动活动时好像掰铅管的感觉。

如果上述症状在疾病早期出现，患者很可能被误诊为帕金森病，随着其他症状的逐步出现，才会更多考虑到路易体痴呆的可能，这将延误疾病的诊治。

临床上区别路易体痴呆和帕金森病痴呆通常采用"1年原则"，即帕金森病1年内出现痴呆为路易体痴呆，1年后为帕金森病

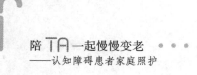
痴呆。

4. 快速动眼睡眠行为障碍

也被称为"拳打脚踢的睡眠"。患者早期常表现为睡眠期间不安定、说梦话和肢体舞动。随着病情的进展出现鲜活暴力的梦境，睡眠期间大喊大叫、拳打脚踢、身体翻滚，甚至下床活动，出现毁物等暴力行为。部分患者有时也会描述愉快的梦境。患者醒来可回忆梦境，但对其异常行为无记忆。

如果怀疑患者是路易体痴呆，前提是必须有痴呆的症状，如果上述四个核心症状出现了两个，那么就可以考虑是路易体痴呆。如果只出现一个症状，那么存在患路易体痴呆的可能性，但疾病确诊还需要去医院进一步检查。

性格像完全变了一个人的"年轻痴呆"
——额颞叶痴呆

　　61 岁的胡先生在女儿陪同下来精神科门诊就诊，女儿面无表情地描述着胡先生的病情，显得例行公事一样，似乎并不紧张。据女儿讲述胡先生大专学历，年轻时自己创业，开公司做生意，可谓是个成功人士。4 年前胡先生经常无缘无故发脾气，和家人的交流越来越少。对家里的事情漠不关心，家人生病也不管不问，吃饭的时候不顾及别人，经常狼吞虎咽。

　　3 年前胡先生说话变得轻佻且不分场合，还在微信上先后联系多名异性，花钱大手大脚。两次乘飞机去广州见网友，前前后后被骗了 30 多万。家人劝说不但不听，换来的却是胡先生的谩骂甚至大打出手。因此 1 年半前妻子和胡先生离婚了，女儿也搬出去了，留下胡先生独自居住。

　　往后的日子里，女儿看到胡先生都是在派出所里，因为胡先生多次在公共场合骚扰异性，盗窃财物，去便利店不付钱就吃东西，店员提醒他没付钱胡先生就会脏话连篇地骂店员。女儿起初认为父亲就是这样一个人，无药可救了。有位警察提醒女儿说胡先生可能有心理疾病，建议她带父亲去医院看看。女儿去派出所次数多了，觉得不能

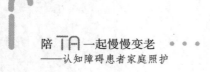

再这样下去，还是去看看比较好，就这样来到了精神科门诊。

在门诊，医生给胡先生做了一系列神经心理评估和影像学检查，结合胡先生近几年的反常行为，初步诊断胡先生是患了"额颞叶痴呆"。

一、年轻人需留意"额颞叶痴呆"

通常将发病年龄在 65 岁之前的痴呆称作"早发性痴呆"，也称作"年轻痴呆"。额颞叶痴呆是退行性痴呆中发病率仅次于早发型阿尔茨海默病的"年轻痴呆"，发病年龄早，一般发病于 40—65 岁，是年轻人痴呆的一个重要原因。男性和女性均有同等的患病机会。

与阿尔茨海默病不同的是，额颞叶痴呆多以精神行为异常为早期突出表现，记忆障碍出现相对较晚。额颞叶痴呆主要有三个类型：行为变异型额颞叶痴呆、语义痴呆和进行性非流利性失语。

额颞叶痴呆主要影响人的行为、性格、语言和运动，导致冲动、社交不当行为以及重复或强迫性行为。

二、额颞叶痴呆的主要临床表现

1. 行为和性格变化

（1）麻木，自私，缺乏同情心。

（2）情绪容易波动，变得易怒和暴躁。

（3）行事冲动，经常决策失误，这可能导致容易被骗。

（4）脱抑制言行，表现说话粗鲁，举止轻浮，丧失道德规范和约束，容易出现抢劫、盗窃、猥亵异性等行为。

（5）重复的行为，例如唱歌、喊叫、搓手和跺脚等。

（6）食物偏好发生变化，例如突然喜欢甜食。

（7）不良的餐桌礼仪，狼吞虎咽、抢食。

（8）强迫性的饮食、饮酒和（或）吸烟。

（9）不注意个人卫生。

（10）随着病情的进展，患者可能会变得社交孤立和孤僻。

2. 语言能力减退

（1）词语使用错误，例如称羊为狗。

（2）忘记常用的词，因此说话不连贯，·词语顺序错误，重复同样的词语或句子。

（3）语速缓慢而犹豫，说话时难以发出正确的语音。

（4）重复别人说过的话，看上去在模仿别人说话。

（5）部分人逐渐丧失语言能力，最终完全不说话。

3. 其他认知功能减退（多见于疾病中后期）

（1）解决问题或执行功能会出现困难。

（2）计划、判断和组织能力降低。

（3）注意力变得不集中，容易被外界干扰而分心。

（4）思维显得死板、不灵活，抽象思维能力下降。

（5）难以识别熟悉的人或物体。

（6）记忆困难。

4. 躯体症状（多见于疾病后期）

（1）动作缓慢、僵硬，类似于帕金森病。

（2）吞咽困难。

（3）大小便失禁。

反反复复阶梯式进展的痴呆

——血管性痴呆

76岁的王大爷在女儿的陪同下来到精神科老年专病门诊就诊。王大爷表情淡漠，坐下后一句话也不说。据女儿讲述王大爷年轻时性格爽利豁达，做事风风火火，在厂里是领导，很有才干。退休后还热心地在居委会做志愿者，做一些公益的广播宣传工作，家里的事务也料理得井井有条。

最近半年来王大爷的性格好像突然变了，变得不爱与人交流，常常闷在家里不愿出门，记忆力也比以前差了，以前王大爷打牌会算牌总是赢牌，现在赢的次数明显少了，也不愿意打牌了，有时候煮饭不放水，烧菜不放盐，晚上睡眠也不好，深更半夜不睡觉坐在客厅沙发上看电视，或是在房间里走来走去，这样的状态持续一段时间后又好转了。半月前王大爷去菜场买菜竟然忘记了回家的路，还好有认识的人看见了把他送回家。昨天钱包找不到了，就在家里乱发脾气说是女儿偷走了他的钱，大吵大闹辱骂家人，突然变得很不可理喻。女儿很担心王大爷是不是得了老年痴呆。

医生耐心详细地向女儿询问了王大爷的既往病史，得知王大爷有吸烟史50多年，因为工作应酬多，也经常喝酒，有高血压病及高血脂病史 20 多年，4 年前还诊断出了糖尿病，还曾有过 3 次脑中风病史，最近一次中风是 8 个月前，因为治疗及时没有遗留肢体偏瘫等后遗症。医生了解病史后，结合王大爷的神经心理评估和影像学检查结果，考虑王大爷是患了血管性痴呆。

一、认识血管性痴呆

提到痴呆，大众的第一反应都是阿尔茨海默病，其实痴呆有很多种，以萎缩退行性痴呆及脑血管病所致痴呆为主。萎缩退行性痴呆主要包括阿尔茨海默病、路易体痴呆及额颞叶痴呆等。脑血管病所致痴呆主要指血管性痴呆。

血管性痴呆，也称多发脑梗死痴呆，多在 60 岁以后发病，指脑血管疾病后发生了认知损害，与阿尔茨海默病逐渐出现认知功能的下降情况不同，血管性痴呆的特点是认知功能呈阶梯式的下降，患者在一定时间内病情稳定，之后可能突然出现一种或多种功能下降的情况，如此反复是血管性痴呆的典型特征。

血管性痴呆的临床特征需要符合下列情况之一。

第一，认知障碍的发生与 1 个或多个脑血管事件具有时间相关性（认知损害的发生应在脑血管事件后 6 个月以内，并且认知损害不可逆转，认知障碍往往是突发的，并随着多次类似脑血管事件的发生而表现为阶梯式进展或波动性，持续 3 个月以上）。

第二，若无脑血管事件，患者应具备信息处理速度、复杂注意或额叶执行功能显著受损的证据，例如：早期出现的步态异常，包括行走不平衡感或反复的跌倒；早期出现尿频、尿急或其他不能用泌尿系统疾病解释的症状；人格或情绪改变，如意志力丧失、抑郁或情绪失控。

二、血管性痴呆可以预防吗？

预防血管性痴呆的关键是脑血管病和痴呆危险因素的防治，主要包括生活方式的干预与血管危险因素的控制。

1. 生活方式干预

锻炼、健康饮食、戒烟和提高教育水平可能降低患血管性痴呆的风险。教育因素可以缓解认知障碍临床表现，但不能影响脑损伤病理的发生和进展；戒烟、地中海饮食结构、体育锻炼等生活方式干预可降低认知衰退的风险。

2. 血管危险因素控制

控制 7 个重要危险因素（肥胖、高血压、糖尿病、高胆固醇血症、吸烟、低教育水平和心血管病），有望减少全球 1/3 的痴呆发生，尤其是血管性痴呆。

　　血管性痴呆患者应保持良好的生活方式，注意控制好血压、血糖、积极戒烟、防治心脑血管病等危险因素，若控制得当，患者的认知能力可以长时间保持相对稳定，这是血管性痴呆区别于阿尔茨海默病缓慢但顽固的进展病程的不同之处。

　　痴呆不是单一的疾病，它是一个概括性的术语，是一类疾病的总称。除了阿尔茨海默病、路易体痴呆、额颞叶痴呆、血管性痴呆这些临床比较常见的痴呆外，还有帕金森病所致痴呆、脑创伤所致痴呆、麻痹性痴呆、HIV 感染所致痴呆、朊病毒病所致痴呆等。痴呆家族十分庞大，但其共同的特点都是大脑损害，大脑损害导致认知功能下降，这种下降严重到足以干扰日常生活及生活的独立性，大部分患者还会伴有精神行为的异常。

　　对于痴呆的防治，请记住八字箴言：从不太早，永不言迟。

照护技巧篇

该怎么去爱 TA？

了解了认知障碍后，

该怎么去照护 TA 呢?

照护 TA 并不是一件容易的事，

但若是能掌握一些照护原则，

就能让照护工作事半功倍！

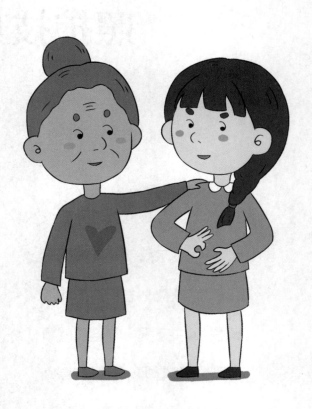

曾经的 TA 风趣健谈，谦逊有礼，对待朋友热情好客，对待家人体贴温柔。但不知道从哪天起，TA 好像慢慢地发生了一些奇怪的变化，比如记性变差了："爸爸，你怎么又把钥匙落在门上了？""怎么可能，我刚刚明明拿下来了。"又比如突然不认路了："爸，咱家在五楼，你要去哪里？""咱家不是住六楼吗？"脾气也跟以前不一样了："你爸爸刚才不知道怎么回事，突然大发脾气，把碗都给摔了！以前他从来不会这样的。"终于有一天，TA 把自己弄丢了："你爸爸刚刚找到我们警察说，他不知道回家的路了。"往往直到此时，许多家属才会意识到自己的家人是不是出现了一些问题。

　　在现实中存在认知障碍的老年人通常会隐匿起病，渐进性发展。早期表现为记忆力减退，性格改变，丢三落四，此时家人常常会忽略，认为 TA 只是老糊涂了。但随着病情的进展，家人会渐渐发现原本脾气温顺的老人突然暴躁易怒，辱骂家人。直至最后症状严重者连家人的姓名都会遗忘，外出不认识回家的路，大小便不能自理，生活需要照顾。

一旦老年人出现认知障碍，痛苦的不仅是老年人本身，还有照顾他们的亲人，面对日复一日繁重又琐碎的家庭护理工作，认知障碍患者非但不予配合，有时还会加以反抗，很多照护者都会有身心俱疲的感觉。

如何进行认知障碍患者的家庭护理？如何帮助照护者学会正确的照护技巧，掌握关爱患者的正确方式？学会了这些可以有效地缓解患者的焦虑不安情绪，增进照护者与患者之间的有效沟通，延缓患者的衰退进程。我们将从认知障碍患者的饮食起居、安全防护、心理安抚及沟通交流等几方面的照护原则来进行阐述。

进　食

　　"民以食为天"，饮食是每个人日常生活中不可或缺的部分，与生命健康息息相关。良好合理的饮食习惯可以帮助身体正常运作、有助于抵抗疾病，而不良的饮食习惯则会导致生理功能紊乱从而诱发疾病。

　　进食这项与生俱来的能力，在很多认知障碍患者身上却遇到了许多这样或那样的问题。那么我们在照护患者的时候又需要注意些什么呢？

一、忘记吃饭

　　认知障碍患者的记忆力会逐渐下降，从起初的忘东忘西，反复重复一件事情，逐渐发展到不认识家人，找不到回家的路，不认识镜中的自己；有时也会忘记是否吃过饭，甚至刚刚吃过饭还要求再吃。

　　遇到这种情况作为照护者的我们该怎么办？

　　首先要正确认识，认识到这种情况是由于疾病所导致，给予理解，避免指责，以免患者自尊心和自信心受挫；其次要合理提醒，可以准备便签让他们把做过的事情记录下来，也可以准备作息表让

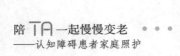
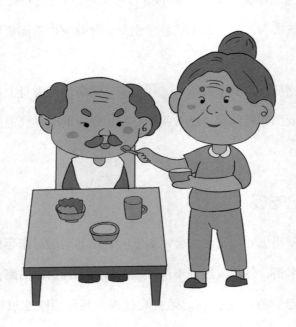

患者在刚做完的事情旁边做好标记。当然最好要有专人陪护，这样才能保证患者规律的饮食。

二、不知吃饱

有的认知障碍患者自己吃饱了也不会说，照护者看到患者吃得香，就愿意多喂几口。时间长了就会发现患者比以前胖了。而过度肥胖会导致患者不爱活动，甚至引起血糖、血脂异常等问题。

照护认知障碍患者时，我们要在保证充足营养摄入的同时，避免营养过剩。患者往往被动地由他人掌握进食的时间、种类和进食量，我们平时要留心观察患者体重，间隔一段时间可以到医院评估一下患者的营养指标。

三、不知吞咽

发展到疾病晚期，患者日常生活能力逐渐下降，甚至不知道什么是吃饭。照护者将食物喂到患者嘴中，患者不知道咀嚼和吞咽，有时需要用患者喜欢吃的食物刺激一下才能启动进食动作。

照护患者进食完毕别忘了检查口腔，看看口中有无残留食物。如果仍有食物残留可以让他吐出漱口，或者再喝几口水帮助残留食物咽下。我们必须知道，患者口中残留的细碎食物很容易发生误吸，从而导致吸入性肺炎；如残留大块食物更可能引起噎食或窒息，这些都是非常危险的事情！

四、注意饮食细节

（1）根据患者个体特点，在患者最清醒和身体功能水平最高时安排进食，轻度、中度认知障碍患者可自主选择就餐时间。

（2）使用口头提示和鼓励患者自行进食：演示进食动作，让患者模仿，引导患者自行进食。

（3）在房间内进食者，选择舒适坐姿；在床上进食者，适当摇高床头，并将患者的头侧向一边。

（4）进餐过程中确保戴好假牙和眼镜。

五、调整食物类型和提供方式

（1）避免固体、液体同服，根据个人需要提供足够的食物，调整食物的质地：对存在吞咽困难的患者提供改良后的稠状食物，使用该食物时，应注意患者可能存在液体摄入不足的风险。

（2）帮助患者在进食前打开包装，展开器皿，取下餐盒盖子。提供"手指食物"，建议提供手抓食物、较小份食物或切碎食物等。不要给予大块、粗硬、黏性、太烫的食物以及因自身疾病原因不宜进食的食物。

（3）根据患者的营养状况，提供个性化的营养补充剂，适当为患者提供正餐之外的食物。

最后要提醒大家注意的是，每位患者家属都应该牢记对于任何阶段的认知障碍患者，照护者都应该提供愉快的就餐环境和合理膳食，并根据患者的饮食喜好提供色香味俱全的饮食。尽量保证患者经口进食，避免饮食限制。对于吞咽困难者、鼻饲者则应注意预防误吸和窒息的风险。一日三餐要定时定量，在建立良好科学的规律饮食的前提下，我们也要注意保持患者平常的饮食习惯。

洗　澡

对于患有认知障碍的患者来说，首先我们要知道的是帮助患者保持清洁卫生并不只是为了看起来整洁，也是为了有效地帮助预防疾病，洗澡不充分可能会导致皮肤不适或者感染。例如做好性器官每日的清洁就可以有效地防止老人的尿路感染，这种病在老年人群中是非常常见的。做好每周至少两次的全身清洁，例如泡澡、淋浴或者海绵擦洗。而全身清洁并不需要一次性完成，可以根据当天温度变化和患者的情况选择一天只洗上半身，然后在另外一天洗下半身及腿部。

对于存在认知障碍的患者来说，有相当一部分人害怕洗澡，这对于照护者来说无疑是一个挑战。一般来说患者害怕洗澡，多是由于人格、行为改变，或者水温不当等导致的。

一、害怕洗澡的原因

1. 人格、行为改变

疾病使患者出现较明显的人格、情绪或行为异常，多表现为性格异常，比如以前愿意洗澡，患病后可能会怕洗澡，部分患者甚至因为洗澡、理发与家人发生冲突，出现自残等极端行为。

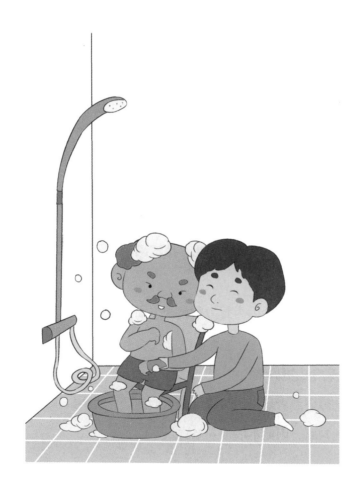

2. 水温控制不当

患者由于认知功能障碍，注意力、专注度下降，因此在洗澡时无法准确调控水温，经常出现水温过高或过低现象，从而引发不愉快的洗澡经历。这些体验使得患者对洗澡这一行为产生明显的恐惧和厌恶感，因此在以后的生活中会出现较为明显的抗拒心理，表现为害怕甚至拒绝洗澡等。

3. 躯体疾病

部分老年患者由于存在心脑血管疾病，在洗澡时容易产生头晕、胸闷、气短、呼吸困难等不适症状，也会在一定程度上增加对洗澡的恐惧和厌恶，进而表现为害怕洗澡。

4. 精神疾病

认知障碍患者会因为智力和精神方面的障碍对于某些事情表现出极度的抗拒。

5. 深度知觉异常

认知障碍患者还会因为深度知觉的问题，对浴缸里水的深浅不能很好地判断，因此不敢进入浴缸。

二、协助患者洗澡的建议

如果患者出现不愿洗澡的情况，我们可以与患者进行充分沟通，了解患者内心的真实想法，不要与患者起正面冲突。要有同理心，理解患者的处境，洗澡对于患者来说可能是一件十分可怕的事情。因此，对待患者要态度温和尊重，保持耐心和冷静。例如我们可以利用一边与患者聊天，一边洗澡的方法，逐步消除患者对洗澡的恐惧心理。使用浴缸时可以先放少量水，待患者进入后再增加水量。

1. 合适的洗澡时间和条件

浴室温度以 26—28 ℃为宜，或者午后温暖的时候。安排患者在最平静配合的时候洗澡，最好在每天固定的时间内进行，以便形成规律。这样不仅可以促使患者养成良好的生活习惯，也有利于帮助患者克服恐惧心理；照护者也可提前安排充裕时间，避免仓促进行导致意外发生。

2. 简化清洁步骤，缩减洗澡时间

洗澡前做好充分准备工作，提前将浴室的室温调到适当温度，将洗澡水调试到合适水温，备好干毛巾和浴袍，保证患者在最短时间内顺利完成洗澡过程，尽量避免患者出现烦躁情绪。

3. 洗澡过程要耐心

为患者洗澡前在自己身上试一下水温，看看水温是否合适。搓澡时动作轻柔，耐心讲述洗澡的目的，让患者意识到这是一件舒服

的事情，争取获得患者配合。

4. 由熟悉的照护者协助

照护者应与患者建立良好、互信的关系，保持有效沟通。洗澡时照护者情绪稳定，动作轻柔，与患者沟通时要说话耐心，注意尊重患者。

5. 舒缓患者情绪

照护者帮患者洗澡时，要一步一步地告诉患者下面将要做什么，如果可能尽量鼓励患者自己洗。洗澡时播放轻柔舒缓的音乐，鼓励患者洗澡后可以吃些喜欢的食物。

6. 保障患者安全

洗澡时要注意患者安全。部分痴呆患者因为皮肤感觉异常，因此需要注意水温以免烫伤。行动不便的患者清洗时照护者不可离开，尽量用手持莲蓬头冲洗，沐浴时使用长凳、扶手和防滑垫等，减少安全风险。

需要提醒每位照顾者的是：永远不能让患者独自一人在浴室洗澡，避免烫伤、跌倒、淹水、窒息等意外的发生。

修　饰

　　认知障碍患者经常会在镜子前久久地"发愣"，因为 TA 分不清镜子中的人是谁。对于这种状况，镜子会成为患者的"思想负担"，照护者可以把镜子取下，或者照护者可以充当镜子的角色，对患者的穿衣进行称赞。当患者对自己的外表感觉良好时，他们通常会很开心。给患者刷牙、刮胡子、化妆和穿衣也可以帮助他们感觉更像自己。

　　当然如何帮助患者进行日常的梳洗也是有技巧的，那么接下来我们就来一起学习一下吧。

一、洗脸

　　为了养成健康良好的生活习惯，每天早晨要坚持洗脸，让患者每天的生活从清爽舒适开始。干燥季节在洗脸后不要忘记涂面霜或润肤露保持皮肤润滑。

1. 认知障碍患者自己洗脸

　　生活可以自理的患者可以走到洗面台边，站在台边或坐在椅子上洗；走不动但可以坐起的患者在床上洗。

　　为了不弄湿衣服和寝具，可以在床上的小桌上铺好塑料布或大

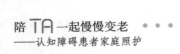

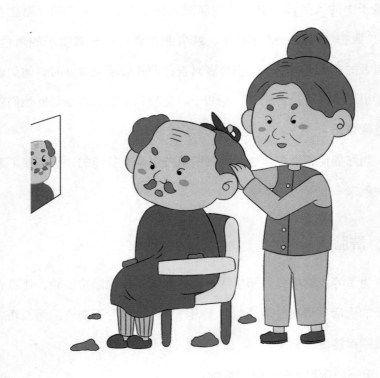

塑料袋。为了避免水滴溅出，塑料布上可以再铺浴巾。患者戴上塑料围裙和套袖，照护者将水盆置于胸前小桌上，水温需要适宜。如果衣服弄湿要尽快更换衣服，替换衣服要触手可及。

2. 卧床患者擦脸

方法基本与坐姿相同。但是耳朵后面、脖子的皱纹、下巴下方要将患者的头侧转后才好擦拭。照护者的动作要轻柔。

3. 照护者协助洗脸

擦拭应从内到外，从内眼角到外眼角；从额头到面颊，再到下巴，动作轻柔；依照鼻子、耳朵的周边、脖子、下巴的下方的顺序擦拭，皱纹的褶皱也不要错过。注意不同的部位，要用毛巾干净的部分擦拭。尽可能让患者自己擦脸，照护者只帮助递上挤干的毛巾，然后补擦漏掉的部分即可。

4. 擦除眼屎

老年患者由于泪腺分泌不足导致经常会出现眼屎，如不及时处理则可能引起结膜炎。要用湿润的纱布，从内眼角向外眼角擦拭。一只眼睛擦好后，折叠纱布，用干净的面再擦另一只眼睛。原则上毛巾、纱布擦过的面不要用第二次。如果眼屎已经干燥硬结，需先用温水湿润的纱布覆盖眼部，待眼屎软化后擦去。擦拭后可用常用的眼药水滴眼。

二、梳头

科学梳头能够帮患者通畅血脉、祛风散湿。

首先，很多梳子在梳头的过程中容易起静电，特别是秋冬季节，这样容易增加头发水分流失的速度，木质、玉质的梳子或者专业的按摩梳可以有效解决这个问题。其次，要选择梳齿材质柔软的梳子，这样在梳头时不仅不会划到头皮，还会有一定的按摩作用。

当然，有了工具还要掌握方法，下面介绍几个适合认知障碍患者的梳头技巧：

（1）梳头前一定要先告知患者，取得同意后进行。

（2）梳头顺序要从前梳到后，整个头部都要梳到，力道从轻到重，速度由慢到快，这样可以疏通整个头部的经脉，有调养护理的功效。

（3）梳头时注意力道，太轻没有效果，太重则会损伤头皮，因此力道要适中，如果达到头皮微微发热、发麻，头部会更加轻松。

（4）梳头一定要有耐心，不要梳几下就可以了，患者或者照护者要多加坚持，起码要几十次到上百次，而且要慢慢地梳，多梳一段时间才会起到护理和按摩效果。

（5）定期清理梳子，用纸巾就可以擦掉梳子上的灰尘和油脂，如梳齿之间有污垢，可以把梳子放在温水中泡 10 分钟，待污垢浮出梳子表面后，再用废弃牙刷把梳子刷干净，梳子自然晾干即可。

三、刷牙漱口

认知障碍患者多数因年龄及疾病的退行性导致牙齿脱落，但牙齿掉了，整个口腔环境依然需要清洁维护。而且，刷牙时引起的兴奋会传入中枢神经系统，可使吞咽反射和咳嗽反射功能增强。当然更要注意方式方法。

1. 选择一把合适的牙刷

选择缺牙或无牙老人专属的牙刷或正规的儿童牙刷。也可以缠绕干净柔软的纱布于手指上充当牙刷。

2. 刷牙步骤

（1）温水漱口，去除口腔内食物残渣。

（2）往牙刷上挤少许牙膏，1 厘米左右。

（3）平握牙刷，上下刷洗牙龈外侧，然后竖起牙刷，上下刷洗牙龈内侧。

（4）仔细刷洗牙槽部位，注意刷洗口腔角落。

（5）用牙刷由内向外轻刷舌头表面。

如果患者不会操作，那就需要在照护者的指令指导下进行。

四、美容化妆

鼓励男性患者定期修剪胡子，并在需要时帮助他，尽量在照护者陪同下使用电动剃须刀进行修理。定期修剪指甲，保持患者指甲清洁。定期带患者去理发店或美容店，也可以请理发师或造型师上门服务。如女性患者患病前一直使用化妆品，也请鼓励她继续化妆。

还有一项照护误区也非常值得注意——在家就只穿着宽松的睡衣，患者会觉得舒服，照护者也可以省事。这样看上去似乎是对的，但却忽略了患者的自身需求。对于认知障碍患者的穿着应该以患病之前的习惯为标准，如果是喜欢打扮的患者，就需要尽可能地替他保持"风度"。如果是平时就喜欢穿宽松的衣物，同样要按着他的喜好来。不应该因为生病就改变他的生活状态。这对于自信心的建立和心情的恢复很重要。如果患者自信心充足、心情变好，很多沟通问题也会跟着改善，反之对照护者也非常有利。

良好的沟通是解决穿衣修饰问题的首要条件，在保持一定自主性的同时协助患者，可以有效提高患者的自理能力。不要因为生病改变患者原本的穿衣风格和习惯才是正确的照护观念。

穿　衣

认知障碍患者通常有多种方面的表现，如注意力、记忆力、执行功能、单侧忽略、失用症、失认症、抽象思维的障碍等。其中的失用症比如穿衣失用是指患者在穿衣过程中失去相关的运动技能和动作协调能力，导致难以正确穿戴衣物。

一、穿衣失用表现

1. 难以识别和操作衣物

患者可能无法正确辨别衣物的正反、上下或内外。他们可能会将衣物穿反，将内衣穿在外面，或者将不同颜色或款式的衣物胡乱组合在一起。穿衣通常需要按照一定的顺序和步骤进行，例如穿内衣、上衣、裤子等，但认知障碍患者可能会忘记正确的穿衣顺序或混淆步骤。

2. 扣扣子和拉拉链困难

患者可能在扣扣子、拉拉链或系鞋带等细小动作上遇到困难。他们可能无法正确操作这些动作，或者忘记正确的顺序和步骤，可能导致患者逐渐失去穿衣的技能。

3. 不适当的衣着选择

患者在选择衣物方面可能出现问题，例如选择不适当的季节衣

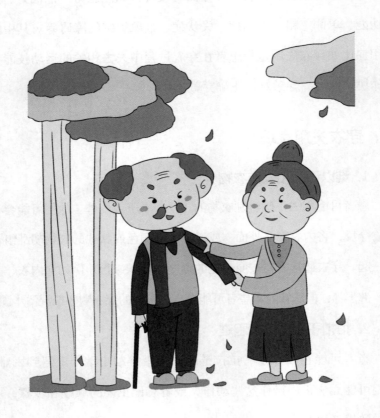

物、场合不合适的服装，或者选择不匹配的颜色和款式。认知障碍可能导致患者在选择衣物时感到困惑。他们可能无法正确评估季节、天气或场合所需的衣着，或者可能无法适当地搭配衣物。

4. 感到困惑和挫败

认知障碍导致患者在穿衣过程中感到困惑和挫败。他们可能无法理解衣物的功能或如何正确穿戴，这会导致他们感到沮丧和无助。

二、应对穿衣失用的建议

照护存在认知障碍的患者是很有难度的，对于不能理解穿衣动作的患者，不一定是他丧失了穿衣的能力，很多时候可能是由于认知能力的下降导致他不知道怎么穿。这时候照护者需要耐心地去引导患者，选择合适的方式教导患者更好地学会穿衣。

1. 简化衣物选择

减少患者在选择衣物时的困扰，可以将衣物选择范围缩小到几套简单、易于搭配的服装。避免过多的花纹和复杂的设计，选择颜色明亮、易于辨认的衣物。

2. 使用易穿脱的衣物

选择易穿脱的衣服款式，例如前开衫、宽松的 T 恤或伸缩性好的衣物。避免使用需要扣子、拉链或复杂操作的衣物，这样可以减少患者的困惑和挫败感，提高他们的穿衣自理能力。

3. 使用魔术贴、弹性带的裤子

对于无法处理扣子的患者，可以替换成魔术贴、弹性带，这样可以减少他们在穿脱时的困难，简化流程，同时有利于保持服装的外观整洁。

4. 标记衣物

使用标签、颜色代码或图示来标记不同类型的衣物，以帮助患者更好地识别和选择适当的衣物。例如，可以在内衣上添加标签，标明前后或上下。

5. 提供适当的指导和支持

在帮助患者穿脱衣物时，使用简单的语言和示范，引导患者正确进行，还可以使用图片、标签或小视频来帮助患者记住正确的穿衣顺序。尽量尊重患者的个人喜好和风格，让他们有选择自己喜欢的衣物的权利，有助于提升患者的自尊心和自信心。

6. 创造安静环境，给予足够时间

为患者提供安静、无干扰的环境，避免他们的注意力因为外界的刺激而分散。给患者充足的时间来完成穿衣任务，避免因匆忙和压力导致的穿衣任务失败，以及随之而来的困惑和挫败感。

　　帮助认知障碍患者穿衣需要照护者的耐心和理解。通过简化衣物选择、使用易穿脱的衣物、简化内衣选择、提供适当的指导和支持，可以帮助患者更轻松地进行衣着管理。

如　厕

如厕对正常人而言是一件轻而易举的小事，可对于患有认知障碍的患者来说，由于大脑功能严重受损，常常会身陷以下困境。

（1）定向力、判断力下降，或存在视空间（对物体距离、形状、大小及方位等空间特性的知觉）障碍，患者有时会找不到卫生间或马桶，情急之下随便找地方解决。照护者通常很难理解：曾经很有修养的老人，为何会在地板上随处大小便？为何不打开马桶盖就随地排便？

（2）患者常遭到照护者训斥，进而不愿沟通，慢慢地意志消沉、孤僻，最后认知功能和社交能力进一步退化。

（3）有些患者不能很好地控制大小便，以至于弄脏床和内衣。有些患者因无法行走或行动缓慢，自觉如厕麻烦，又不想总是麻烦照护者，会拒绝饮水以便减少如厕次数。

照护者应充分了解，对患者而言不能独立如厕是一件非常有挫败感的事情，同时卫生间也是各种突发状况频发的地方。采用科学合理的照护才能帮助患者解决如厕困境，防止意外发生，同时也可有效减轻照护者的负担。那么，我们应该如何应对患者的如厕问题呢？

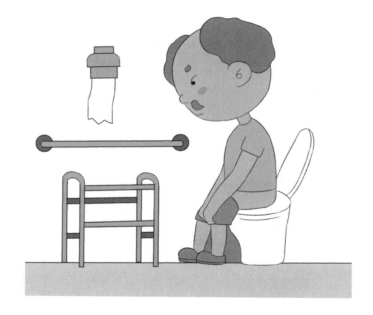

1. 布局合理

（1）卫生间的门把手、扶手、马桶盖、按钮部位可以使用明亮的色彩。

（2）卫生间的门要开在显著位置，最好正对床头。

（3）卫生间的门千万别上锁，应处于敞开状态，便于患者起夜时能够快速找到。

（4）如果卧室与卫生间当中有一段距离，可以在卧室中的固定位置放一个便携式便桶或尿壶，以备夜间急需。

2. 简单安全

（1）卫生间的设施应尽量简单，尤其是地面上要减少牵绊和阻挡。

（2）卫生间应配防滑垫，洗完澡后及时将地板擦干，以免患者如厕时滑倒。

（3）卫生间的设计采取干湿分离，同时最好在卫生间内使用防滑拖鞋。

（4）坐式马桶周围安装把手，方便患者起坐。

（5）可选用无障碍化设计马桶，如声控灯和马桶自动冲水装置，减少患者的多余动作。

（6）马桶边安装紧急呼叫按钮，选用带有保险罩的防水插座，避免碰到水渍后出现意外。

3. 动作缓慢轻柔

（1）患者排便时，嘱咐其动作一定要慢，慢慢地蹲下站起。

（2）如果起身过快，体位突然改变易引发体位性低血压，造成大脑一过性缺血缺氧，更可能导致头晕、眼黑，甚至昏厥。

（3）晨起排便时患者心率相对较快，血压较高，此时心血管疾病发病率是其他时段的 3—4 倍，照护者更要加以注意。

4. 排便时不可过于用力

（1）患者用力排便时会导致腹压、血压升高，此时心脏负担也会加大。

（2）要告诉患者排便不可太用力，如果出现便秘症状，可多吃富含纤维素的果蔬并且经常按摩腹部。

（3）必要时可在医生指导下在如厕时使用外用通便药物。

5. 养成良好如厕习惯

家属可以结合老人生活习惯，建立 24 小时的如厕时间表，按时提醒他们如厕，养成良好的如厕习惯。

（1）如每餐前和每餐后引导如厕。

（2）晨起和临睡前提醒如厕。

（3）晚间可固定时间安排起夜 1—2 次。

（4）外出前提醒患者如厕。

通过上述措施的有效执行，照护者可以帮助患者建立良好的如厕规律，这有助于帮助患者控制大小便；避免便秘，减少使用成人纸尿裤的频次；减少出现失禁的频次，这些都可以有效地帮助患者保持尊严。

行　走

认知障碍的晚期由于中枢神经系统出现退行性病变，也就是大脑皮层的神经细胞的坏死丢失，可能会造成肢体活动障碍，同时老年患者的一些躯体并发症，像电解质紊乱等也会导致肢体乏力，不能行走。如果患者丧失行走能力，身体缺乏足够的运动锻炼，身体的各项功能也会随之迅速衰退，因此维持患者的行走能力对于照护者来说尤为重要。

我们应该如何在居家生活中锻炼认知障碍患者的行走能力呢？

1. 给予足够的支持

扶着患者走路时给予足够的支持，可以用手臂环绕患者，或者让患者抓住照护者的手臂，要确保患者感到安全和舒适。

2. 走路的姿势

应该确保患者的姿势正确，走路时要尽量保持直立，头部朝前，保持正常的步伐，不要走得太快，避免摔倒。

3. 居住环境安全舒适

保持地面干燥，墙面上设置扶手。

4. 衣着合适

穿着合适的衣服和柔软、防滑的鞋子。

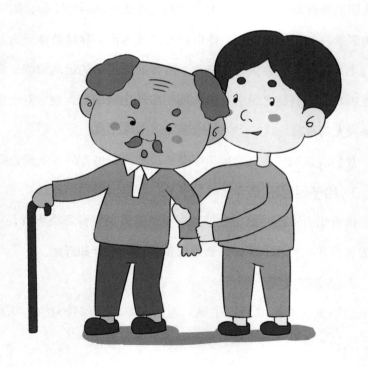

5. 借助工具

患者走路比较慢，可以借助轮椅拐杖来辅助行走，也可以适当地按摩四肢来促进血液循环。

6. 营养支持

要多吃新鲜的蔬菜水果，补充富含优质蛋白的食物，比如牛奶、瘦肉、牛肉、鱼等。

重度认知障碍患者会出现四肢强直、屈曲瘫痪、卧床不起、生活不能自理，对于长期卧床不起的患者来说，要特别注意患者的个人卫生，保持床铺的干净整洁，经常开窗通风保持室内干燥，还要注意多给患者翻身以分散压力，以免发生褥疮。也可以经常性地给患者进行四肢按摩，减缓肢体退化速度。

服　药

　　认知功能障碍不应该被过度丑化，我们应该采取积极的办法去预防缓解，用积极治疗的心态去接受它；通过科学的治疗以及合理的用药，我们就可以控制症状的进展速度，延缓患者衰退的进程。

　　曾经有一则典型性案例："我妈妈有高血压，常年服降压药。一天家里阿姨忘了给她吃药，第二天突然想起来，担心我妈血压会升高得控制不住，就把前一天忘吃的一粒和当天要吃的药一次性给她全吃了，结果我妈低血压，头晕得厉害，赶紧就送去了医院。"不能按时按量服药是认知障碍患者用药的最大误区之一，也是在日常用药中我们经常忽视的要点。如果照护者不遵守药物使用的正确时间和方式，就会对患者的健康及安全产生危害。

　　那么，我们应该如何协助患者通过合理的时间和方式保障安全用药呢？面对认知障碍患者这一特殊的人群，我们需要更多的耐心、细心。

一、服药的注意事项

　　（1）患者常忘记吃药、吃错药，或忘了已经服过药又再次服用，所以服药时必须有人在旁陪伴，督促患者将药全部服下，以免

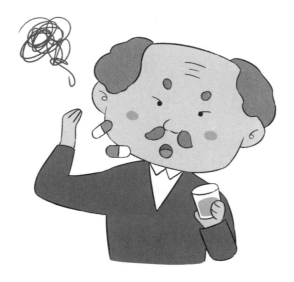

遗忘或错服。

（2）认知障碍患者本身因为记忆、判断力下降，尤其是对伴有抑郁症、幻觉和自杀倾向的认知障碍患者，照护者要把药品管理好，放到患者不容易拿到的地方。

（3）患者常不承认有病，或者因幻觉、多疑而认为家人给的是毒药，所以常常拒绝服药。这时需要照护者耐心说服解释，可以将药物研碎后拌在饭中，一定要看着患者把药吃下，并检查确认是否咽下，防止患者在无人看管后将药吐掉。需要注意的是研碎药物需要咨询医生该药是否适合研碎，或咨询是否有液体、粉剂等替代剂型。

（4）患者机体趋于老化，肠胃消化能力很弱，对药物的反应也很强烈。因此服药时要准备温水，并确保服药时身体坐直，以便药物顺利进入胃肠。

（5）对待卧床患者，为他们变换体位如起床或起立时，动作要缓慢，最好有人在旁搀扶。如服药后感到头昏时，应立即坐下或躺下，以免发生意外。

（6）卧床、吞咽困难的患者不宜吞服药片，最好研碎后溶于水中服用。

（7）昏迷的患者可以留置鼻饲管，药物应由胃管注入，注意药物应该与食物分开注入。

二、患者的药物服用时间

照护者在根据医嘱帮助患者服药的过程中，有时会对服用时间的具体性缺乏认识。在此我们向大家总结一下，药物服用时间的一般性定义是怎样的：

饭前：空腹进餐前 30 分钟或进餐前 1 小时服用。

饭后：进餐后或进餐 30 分钟后服用。

饭间：进餐后 2—3 小时后服用，即等待胃部食物转移至肠道后服用。

睡前：睡前 30 分钟或入睡前服用。

按时：不分昼夜，按照要求的时刻或间隔时段服用。

顿服：需要时服用，例如止痛药。

三、药物服用后的观察

在协助患者服药后，照护者要先观察患者是否会有异常的状况，例如出疹、发热、胃肠不适、乏力头晕、跌倒、喉咙干涩、困倦等症状。

通常情况下患者服药后要先观察 30 分钟，无以上异常状况后，再带患者去休息，切忌服药后立刻回房休息，并让患者独处。

重度认知障碍患者服药后常不能诉说不适，照护者要细心观察患者有何不良反应，发现异常要及时送医，不可随意增减药量。

四、注意不要误服相克药物

认知障碍患者由于年龄较大，往往伴有高血压、糖尿病、心脏病等其他疾病。因此，他们服用的药物有时会非常复杂，各种疾病的治疗药物经常一起使用。然而这无疑大大增加了发生药物副作用的风险。常见症状有：胃肠道不适、记忆丧失、精神障碍、易怒、兴奋、嗜睡甚至昏迷。

所以在患者用药之前应详细告知医生患者目前所患的疾病及所用的药物，开始服药时要注意观察患者是否出现药物的副作用，如果出现异常要立即停药并送患者就医。

当然，药物的使用存在个体差异，在使用这些药物之前，应该仔细阅读说明书，并咨询主治医生，充分了解药物的副作用。在患者用药期间，生活护理非常重要，家属应仔细观察和记录患者是否出现异常和变化，如发现药物副作用需向主治医生反馈相关信息，及时调整药物的使用。

综上所述，给患者服用药物最重要的是要严格遵从医嘱，切不可随意增减药物。做好药物的管理工作，不能让患者有机会接触到药物。每日按时按量服药，服药后及时检查药物是否完全服下。只有照护者和医生共同配合，才能切实保障患者的用药安全。

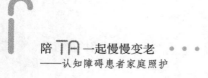
睡　眠

据研究表明，认知障碍患者中有高达 40%—50% 的人曾经历过睡眠障碍。这包括失眠、夜间惊醒、白天过度嗜睡等。患者的睡眠问题会直接导致他们的睡眠质量下降，还会导致夜间行为上的变化，如夜间惊醒、迷路、焦虑等，继而可能会增加白天的疲劳感、认知功能下降、心理健康问题，这都会对患者的人身安全造成威胁，同时也会给照护者带来额外的负担和压力。

一、认知障碍患者的睡眠需求与正常人的差异

1. 睡眠时长

患者的睡眠时长可能因个体差异而不同，普遍偏短。

2. 睡眠深度和质量

患者的睡眠深度较浅，容易惊醒。睡眠质量变差，就算是经历长时间睡眠也会主诉疲乏无力。

3. 睡眠节律

患者的睡眠节律也可能有所不同。

4. 夜间行为问题

个体差异也可能在认知障碍患者的夜间行为问题上表现。

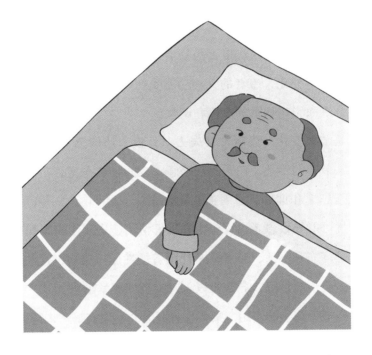

5. 睡眠喜好

认知障碍患者的睡眠喜好也可能存在个体差异。

二、认知障碍患者出现睡眠问题的原因

认知障碍患者出现睡眠问题可能受到多种因素的影响，包括基础健康状况、病情严重程度、药物治疗等。

一是脑部变化，患者的大脑功能受到损害，可导致睡眠调节中枢受损，继而影响睡眠的产生和调整。

二是节律变化，患者常常失去对日夜节律的感知和调控能力，导致睡眠节律的错乱，白天出现嗜睡，夜间难以入睡。

三是焦虑和抑郁，患者面临记忆丧失、认知能力下降等问题，这些困扰可能导致患者出现焦虑和抑郁情绪，进而影响睡眠质量。

四是疼痛和不适，患者常常伴随着慢性躯体疾病，这些身体疼痛和不适会干扰睡眠，导致难以入睡或夜间频繁醒来。

五是嗜睡药物的使用，某些患者可能会使用安眠药来帮助入睡，但这些药物可能会引起副作用，如影响睡眠质量和导致日间嗜睡。

三、睡眠问题的不良影响

1. 对认知障碍患者的影响

（1）加重认知功能损害。睡眠问题可能加剧患者的认知功能损

害，使他们的记忆、思维和判断能力进一步受到影响。

（2）增加行为和情绪问题。睡眠质量差可能直接导致患者出现易激惹、焦虑、抑郁等行为和情绪问题。

（3）加重日间功能受损。睡眠问题使患者白天感到疲倦、嗜睡，影响日常生活能力和独立性。

2. 对照护者的影响

（1）增加负担和压力。照护者需要花费更多时间和精力来应对患者睡眠问题，可导致身心疲惫和心理压力增加。

（2）影响自身睡眠质量。照护者要应对患者夜间醒来、吵闹等问题，自身睡眠质量也会受到影响。

（3）出现情绪问题。睡眠问题长期存在则可能导致照护者的情绪问题，严重者可能导致出现抑郁和焦虑。

因此，及时识别和解决认知障碍患者的睡眠问题非常重要，有助于提高患者的生活质量，减轻照护者的负担，以便为患者提供更好的照护和支持。

四、管理失眠和睡眠障碍的方法

非药物治疗是认知障碍患者睡眠问题处理的首要选择，作为患者最亲密的伙伴，照护者需要根据患者个体差异，记录睡眠发生时间，从患者自身、照护者以及环境三方面因素分析睡眠紊乱产生的可能原因以制定应对策略。以下方法可以提供参考：

1. 鼓励适度的休息

无论是过度疲劳还是日间睡眠过多均会导致夜间睡眠紊乱，因此鼓励适度的休息，限制日间睡眠时间。

2. 睡眠环境调整

提供舒适、安静、黑暗且温度适宜的睡眠环境，白天充足的光照有利于睡眠觉醒周期的形成。

3. 调整饮食

适当增加午餐的进食量，减少晚餐的量。睡前避免饮用茶、咖啡等让人兴奋的饮料。

4. 规律的睡眠时间

建立规律的睡眠时间表，保持每天相同的起床时间和就寝时间。

5. 日间活动和锻炼

鼓励认知障碍患者进行适度的日间活动和体育锻炼，以减轻身体疲劳和促进更好的睡眠。

6. 睡前放松技术

使用一些放松技术，如深呼吸、温水泡脚、轻音乐或冥想等，帮助认知障碍患者放松身心，促进入睡，也可以在睡前喝杯温牛奶。

7. 行为治疗

行为治疗可以帮助认知障碍患者建立良好的睡眠习惯和规律。

需要注意的是，针对认知障碍患者的睡眠问题，治疗应综合考虑其个体特点和病情，涉及药物治疗时要寻求专业医生或护士的帮助，合理选择和使用药物。非药物治疗应与药物治疗相辅相成，综合进行以获得更好的效果。

在帮助认知障碍患者的过程中要给予患者足够的尊重、理解和耐心的关怀。他们可能面临困惑、挫折和情绪波动，我们的支持和关爱对他们的心理和生理健康至关重要。如一些非药物方法无法有效缓解睡眠紊乱，应及时就诊，必要时予以药物干预。

运 动

　　认知功能障碍是一种逐渐进展的神经系统疾病，疾病会导致记忆力减退、认知功能下降和行动能力受限等问题。研究表明适度的体育运动可以对疾病的预防和延缓起到积极的作用。

　　运动可阻止脑萎缩，缓解疾病的病理进程，并且研究已经证实较高的身体质量指数（BMI）与脑萎缩呈正相关。而老年人通过体育锻炼、家务劳动均可增加他们的大脑葡萄糖代谢率，延缓其脑萎缩。研究结果显示：适当的增加运动和正确的减肥可使认知障碍的发病率降低 50%。由此可见，缺乏体育运动可能是认知障碍发病的重要诱发因素。

　　下面来介绍一些适合认识障碍患者的运动方式，可以帮助患者改善大脑功能、延缓病程进展，并提供健康的生活方式。

一、步行和慢跑

　　步行和慢跑是简单而有效的运动方式，对老年人尤其适用。这些有氧运动可以增强心血管功能、促进血液循环，有助于保护大脑健康。患者可以根据自身情况选择适当强度和距离，切忌过度疲劳或超负荷运动。

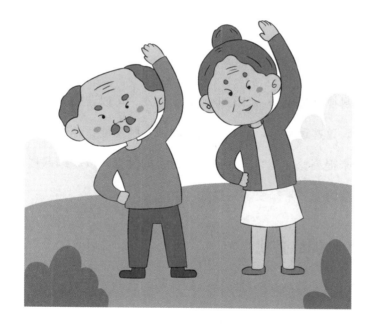

二、游泳和水中运动

水中运动对患者来说是一个理想选择。在水中进行锻炼可以降低关节压力，减轻身体负担，预防骨质疏松和关节疼痛。此外，水中运动还可以提高平衡能力，降低跌倒风险，改善大脑功能。

三、健身操和舞蹈

健身操和舞蹈是一种有趣的运动方式，可以帮助患者保持活跃和社交。这些运动可以锻炼肌肉、增强心肺功能，并通过记忆动作和节奏来提高认知能力。选择适合自己的健身操或舞蹈课程，定期参与，会为患者带来更多的益处。

四、大脑训练游戏

大脑训练游戏是一种结合认知任务的运动方式，可以帮助患者提高注意力、记忆和问题解决能力。例如，数独、字谜游戏和记忆卡片游戏都可以激发大脑功能，并预防认知退化。

五、瑜伽和太极

瑜伽和太极是综合性的身心健身运动，通过呼吸、伸展和平衡练习可以帮助患者放松身心，提高身体灵活性，增强集中注意力和内心宁静。这些运动还可以有效降低焦虑和抑郁情绪，提高生活质量。

六、手指操

手指操通过锻炼手指的屈伸，对手指进行敲击、按压等方法刺激手部的穴位与经脉，可促进人体血液流通，加强机体新陈代谢，使大脑和神经系统功能得到强化，起到延缓病程进展的效果。

尽管上述运动适合老年人参与，但认知障碍患者在进行任何锻炼前，均应咨询医生的建议，并根据自身情况选择适当的锻炼方式。此外，锻炼要家属陪伴，适度进行，除了保障安全以外，还要注意不要过度劳累。

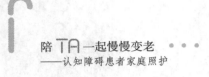

沟　通

　　沟通一般需要经历语言表达、注意、理解、记忆这四个过程。通俗地说，沟通是人与人之间进行交流并能理解他人说话的能力。而认知障碍是一种进展性疾病，随着时间的推移，患者的记忆力、注意力、定向力、执行力、语言理解和表达能力、思维能力都会下降，也可能因为视觉、听觉功能的退化以及环境因素的影响，而产生沟通不良的问题，让照护者倍感失落。

一、认知障碍如何影响沟通

1. 记忆力的影响

　　很多类型的认知障碍，尤其是阿尔茨海默病，一个突出的问题就是近事记忆的遗忘。比如临床上，医生经常会做一个简单的记忆测试：要求受试者记住三样物品，几分钟之后再询问受试者刚刚要他记住的物品是什么，阿尔茨海默病的患者不但无法记住这三样物品，甚至连"做了测试"这件事情都完全不记得。

2. 注意力的影响

　　认知障碍患者通常难以集中注意力，当谈话时有外在的声音干扰（如正在播放电视节目）或者有多个人一起谈论时，认知障碍患

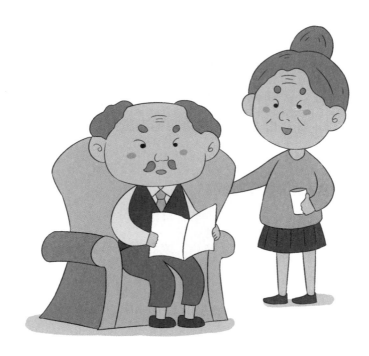

者可能会只专注电视里的说话声音，而忽略正在跟他说话的人。

3. 理解力的影响

认知障碍患者随着年龄的增长往往伴随着视力、听力的退化，在交谈过程中不能清晰明了地听清楚你在说什么，因此对于谈话内容无法进行有效和及时的反馈。

认知障碍患者可能因为逻辑推理能力下降无法理解他人的语言。举个例子：认知障碍筛查中有一个画钟测验，其中有一句指导语是"在钟上标注出 11:10"，患者可能无法将 10 转化成钟面上的数字 2，而直接标注成 11:50。

4. 语言表达能力的影响

说话很流利但没有意义。患者可能会完整流利地说出每一句话，但是每一句话并无实际的意义或者每一句话之间缺乏前后联系，在谈话中容易造成"跑题""答非所问"的现象。

找不到合适的词语。患者想说某个词语，但是因为想不起来这个词语，可能会给出一个相关的词语，或者是描述这个词语，而不是具体说出它的名称。比如将"钥匙"说成"开门的"，或者用"那个东西"、比画开门的手势等去替代。

无法表述自身需求。例如在商场时患者想要上厕所但找不到厕所，此时可以有多种途径帮助他找到厕所，可以询问谈话的人，可以根据指示牌的指引，也可以找工作人员问询。然而患者知道其无法清晰表述自身需求，导致在商场内胡乱寻找最终迷失方向或因着急而就地解决等尴尬的发生。

书写和阅读能力下降。写作和阅读有时会是交流沟通的替代方法，在与患者沟通时有时会让他们写出自己的想法，然而随着病情的加重这种能力也在减退。

二、照护者如何与患者沟通

认知障碍患者存在各种沟通和交流问题，但这并不代表他们完全丧失了沟通和交流的能力。人与人之间的沟通交流主要由三部分组成：55% 是肢体语言，这是我们通过面部表情、姿势和手势传达的信息；38% 是我们声音的音调；7% 是我们使用的词语。即使重度认知障碍患者完全丧失表达的能力，患者也能从照护者的话语、语调、面部表情、肢体动作获取信息并给出部分反应。作为照护者应该如何更好地与患者沟通呢？

1. 解决"听力"和"视力"问题

随着年龄的增长和疾病的原因，老年人出现听力和视力减退是普遍现象。

所以定期进行听力和视力的检查很重要。视听觉的辅助设备如眼镜或助听器可能对部分患者有所帮助。还要不定期检查眼镜度数是否合适、镜面是否清洁，检测助听器是否正常工作。

2. 创造安静的环境

确保没有分散注意力的事物存在，避免嘈杂的声音，有利于患者集中注意力，倾听谈话。例如谈话时关掉电视机或收音机。

3. 保持眼神交流

让自己在患者视线所及的范围内，要确定他能看到、听到你在说话，也知道是在和他说话。视线应与患者保持平视或者略低于患者的视线，比如患者坐在凳子上，那便可以弯下腰或者半蹲下来与他交谈，而不是站着和他说话。

4. 放慢语速，表述清晰

要缓慢而清楚地说出问题，注意语气应积极和友好，这可以帮助更轻松地交流。当患者表现出困惑时，可以试着换一种表达方式或重新表述问题，比如询问患者午餐想吃什么时，不要说"您午餐想吃什么"？而应该问"您午餐想喝鸡汤还是蛋花汤"？并且做出把汤勺放到嘴边喝汤的动作，便于患者理解，提供简单的选择机会，给患者足够的时间来理解并回应所说的内容，从而做出选择。

5. 分解任务，指令单一

要使用患者能听懂的简单词句，可以试着将复杂的指令分解为简单的指令，引导患者一步一步去完成，并肯定他已完成的部分。比如叫患者去洗手吃饭，可以说"爸爸，我们去洗手"，等洗完手后再说，"爸爸，我们去吃饭"，而不是直接说"吃饭时间到了，爸爸，我们去洗手吃饭吧"。

6. 鼓励患者自我表达

多说"您可以……"，少说"您不可以……"。用语言或者手势肯定患者所说的话，即使患者没有正确回答问题或者所说的毫无意义，这也是一种鼓励，表明已经听到以及重视了患者所说的内容。

7. 适当的身体接触

与患者交谈时可以握住他们的手，安慰性地拍拍患者的肩膀或者给患者一个拥抱，以帮助安抚患者并让患者感觉更亲近。

8. 观察与抚慰

注意观察患者的肢体语言并仔细听患者说的话，了解他们是否对这种沟通交流的方式感到舒服放心，要注意留意患者是否过于疲累或有身体不适的征兆从而影响了谈话的进行。

9. 学会积极倾听和理解

沟通是一个双向的过程，积极倾听可以帮助和患者更好地沟通：

（1）注意眼神交流，说话时看着患者，这样有利于鼓励患者在说话的时候看着你。

（2）即使知道患者在说什么或要说什么，也尽量不要打断患者的话。

（3）放下手头其他的事情，这样就可以在患者说话时全神贯注。

（4）尽量减少可能妨碍沟通的干扰，例如关掉电视机或收音机。

（5）向对方复述听到的内容并询问患者复述的内容是否准确。

与认知障碍患者沟通交流的不顺畅成为居家照料、医院住院、养老机构当中一个突出的问题。需要强调的是认知障碍患者虽然存在沟通交流的障碍，但这并不代表着患者失去交流的欲望或完全丧失交流的能力，一切能让患者活动起来、活跃起来的都是最好的治疗方式。伴随着认知功能的进一步衰退，您需要更多的观察力、耐心去积极倾听患者的需求。

照护认知障碍患者是一项非常困难艰巨的工作，当不能与所爱之人进行有效沟通时，会产生失落、沮丧、生气甚至抑郁情绪是很正常的，此时，最好都休息一下，做做别的事情，给自己放松一下，让自己保持良好的心态同样很重要。

专业干预篇

陪 TA 一起积极应对!

TA 再也回不到从前了,

但是没关系,

我会一直陪着 TA,

陪 TA 一起动动手、动动脑,

陪 TA 勇敢面对疾病的挑战!

"我感觉我的树叶掉光了，风雨带走了他们，树枝再也抓不住他们。"

——电影《困在时间里的父亲》

"为什么你握我的手握得这么紧啊，爷爷？"

"因为一切都在消失啊，诺亚诺亚，我一直握着你的手，就是希望你可以存留的时间最长。"

——弗雷德里克·巴克曼《长长的回家路》

或许你有这样的经历，每次跟家里年长的长辈交流的时候，总是感觉交流很是困难，不在一个频道上，你说着这件事而 TA 回答你的却是其他，常常有一种牛头不对马嘴的感觉。

痴呆患者是一个庞大的群体，他们的记忆会被疾病慢慢地偷走，据世界卫生组织统计，全球有超过 5500 万人患有痴呆。在中国，每 100 个 60 岁以上的长辈中就有 5 位患者。随着我国老龄化

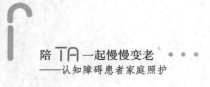

趋势越来越明显，痴呆患者也会日益的增长，如何为他们提供帮助，改善生活，提高生活质量，延缓疾病的进展，保障患者安全成了现在的关键问题。对于阿尔茨海默病，绝大多数人认为是由记忆力的减退开始，但真正关注到他们则是从出现精神行为的异常开始。例如，出现幻觉、妄想、出门找不到回家的路、大小便失禁等情况。但何时开始的记忆力减退我们却说不出个时间范围，只能说我们对患者的关注还是远远不够。认知障碍患者除了药物治疗外，非药物的干预措施也很重要。

认知训练

认知训练是一种认知干预，旨在干预与认知功能相关的领域，以延缓甚至改善认知功能。认知训练主要对注意力、感知力、记忆力、思维、情感、认知灵活性等能力进行训练，帮助患者提升认知水平。原则上尽量让患者独自完成各种任务。如果患者能独自完成指定任务再要求患者尽量缩短完成任务的时间。

一、记忆训练

记忆训练主要集中在患者的情景记忆能力和视觉空间能力上，通过采用游戏的形式，让患者讲述和回顾过去的事件，从而提高患者理解新内容的能力、记忆和思考能力。

对轻度认知障碍患者的认知功能进行干预，主要包括语言、反应速度、感知觉、逻辑推理、执行功能、记忆力、注意力七个方面。鼓励每天进行 30 分钟认知训练，进一步改善被训练者的记忆力、提升老年人的脑健康状态，可以在一定程度上恢复患者受损的认知能力，有效延缓大脑的退化。例如，引导患者回忆前天食物种类、到访朋友，增强患者长时记忆力。

还可以运用卡片、图片或物品，进行记忆游戏。首先，要求患

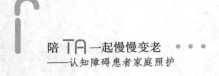

者记住特定信息，然后在后续时间内进行回忆。逐步增加游戏的难度，如递增待记忆的信息数量或增加信息的复杂性。可以使用一组卡片，每张卡片上有不同的图片，要求患者先观察，然后尽量回忆这些图片的细节。

二、注意力训练

注意力训练是认知障碍的另一个重要内容，可以通过对听力、视觉、触觉等方式进行训练，提高患者的注意力。例如，设计简单的数字游戏，如数数、计算等，要求患者积极参与，从而锻炼他们的数学思维和注意力。要求患者从 1 开始连续数数，每次递增的数目可以逐渐增加，以适应不同的能力水平。

训练者还可以手中拿一个乒乓球，不停在两手之间交换，之后让患者说出乒乓球在哪个手中。或者训练中念一段包含有数字的文字，之后让被训者说出某个数字在这段文字中出现过几次等。这些都可以很好地训练患者的注意力，从易至难逐步增加，使之提高注意力。

三、思维训练

思维训练可以用多种形式多种方式进行，比如如何解决问题、推理、判断等。例如，脑筋急转弯、猜字、猜谜游戏等都是很不错的方式。提供各种难度的谜题，鼓励患者进行逻辑思考和问题解决。这可以包括数学谜题、字谜、拼图等。例如，设计一个简单的数学谜题，让患者推理出缺失的数字，这能够促进他们的逻辑思维。

四、语言训练

语言训练也是认知训练中的一个重要环节，通过阅读和复述，可以提升他们的阅读理解和记忆能力。例如，提供一个短篇小故事，让患者读完后用自己的话重新复述故事情节，从而培养他们的理解和表达能力；通过在训练者的带领下一起朗读文章、一起唱歌等方式，使患者的语言功能得到良好的改善；还可以像教牙牙学语的孩子一般，让患者反复模仿训练者说的字词话语，重新教会他们学习语言的能力。

艺术治疗

艺术治疗作为一种非药物干预方式被应用于认知障碍的治疗和康复中。通过参与绘画、音乐、戏剧和舞蹈等艺术活动，可以刺激和激发患者大脑的创造力和表达能力。可以使用日常物品刺激一种或多种感知功能，从而唤起患者的积极情绪。开展始动性功能训练，通过在画纸上呈现冲突和情感，偏重启发患者的认知和情感，提升患者生活兴趣，提高自尊和自我价值感。为了给阿尔茨海默病患者提供有效的艺术治疗，我们可以采用多种具体而详细的措施，以提升他们的情感表达和生活质量。

一、绘画活动

为患者准备颜料、画笔、画布等绘画材料，鼓励他们选择自然景色或抽象图案等简单主题进行创作。在创作过程中，引导他们尽情发挥创造力，通过色彩和线条来表达内心情感和想法。

二、音乐疗法

播放患者熟悉或喜欢的音乐，鼓励他们跟随音乐的节奏哼唱、摇摆身体。为他们提供简单的乐器，如小鼓、铃铛等，可以通过互动方式选择个体或者团体。主动形式包括：唱歌、演奏乐器、节奏摆动。被动形式包括：听歌、观赏节目。所选音乐节奏感明显，依据个人和团体背景选择。频次为 30—60 分钟 / 次，2—3 周 / 次，持续10—25 周。音乐疗法可改善患者抑郁、焦虑情绪，提高生活质量。

三、手工艺制作

为患者提供纸张、剪刀、胶水等手工艺材料，指导他们制作简单的手工艺品，如折纸、制作贺卡等。通过手工制作，培养他们的创造力、手眼协调能力，以及创造出具体作品的成就感。

四、舞蹈运动

播放轻快的音乐，鼓励患者跟随节奏进行简单的舞蹈。可以设计一些简单的舞步组合，或者允许他们自由发挥，以舞蹈来传达情感，达到情感宣泄的效果。

五、剧场表演

组织小型剧场表演，邀请患者扮演角色，参与情景表演。通过角色扮演，他们能够提升表达能力、社交技能，同时在愉悦的氛围中获得与他人互动的机会。

怀旧治疗

怀旧治疗是另一种在阿尔茨海默病治疗中常用的方法。通过引导患者回忆过去的经历和记忆，可以提升他们的情感状态和认知能力。经典老歌、老电影、复古物品等都可以作为怀旧情感的触发工具。

一、老照片分享

为患者提供家庭相册或老照片，鼓励他们与家人分享过去的照片与经历。通过观看老照片，可以唤起他们与家人、朋友以及过去的美好回忆。

二、音乐回忆

播放患者曾经喜欢的音乐，尤其是与他们年轻时期相关的歌曲。音乐可以引发强烈的情感共鸣，帮助他们重新体验过去的情感。联合治疗期间，康复治疗师配合音乐进行训练，利用音乐节律开展适当的运动动作，将音乐节律和动作充分结合，可以改善阿尔茨海默病患者的躯体功能，增强患者的吞咽能力，提高患者的日常生活能力。音乐治疗可以改善阿尔茨海默病患者的自传体记忆障碍。

三、经典电影观赏

放映一些经典电影，特别是他们年轻时期欣赏过的影片。观看这些电影可以让他们重温当时的情感和记忆，进而引发深入的怀旧情感。

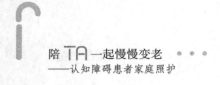

体脑激活运动

体脑激活运动是一种结合体育运动和认知训练的创新治疗方法。通过身体活动和认知任务的结合，可以刺激患者的大脑功能，并提高记忆和注意力水平。

体脑激活运动的例子包括舞蹈、太极拳和瑜伽等。这些活动可以帮助患者在运动的同时进行认知任务，提高脑部血液循环和活跃度。这些活动通过改善血液循环，有助于促进神经细胞的生长和连接，从而增强患者的记忆和注意能力。

一、步行和户外活动

组织患者进行步行、散步或户外活动，以享受自然的美景和新鲜的空气。步行不仅有益于身体健康，还可以刺激感官和促进注意力集中。有研究显示中重度阿尔茨海默病患者进行步行运动，30分钟／次，3次／周，持续10周，可改善沟通能力及睡眠效率，行走后认知功能得到明显改善。

二、太极拳和瑜伽

太极拳和瑜伽通过平衡、呼吸和柔和的运动，来提升身体的协调性和稳定性，同时帮助放松大脑。太极拳和瑜伽作为有氧运动，平均 30 分钟 / 次，5 次 / 周，持续 6 周，其舒缓的动作伴随全身运动可改善认知功能障碍患者的生活质量、抑郁症状和情绪状态，增强人生价值感。

三、室内运动

简单的伸展、抬腿、提重物等。通过力量、平衡训练可以促进肌肉的灵活性和力量，同时增加血液循环。如举哑铃、蹲起训练，45—60 分钟 / 次，2—3 次 / 周，持续 2—6 月，有助于保持身体和大脑的活跃，可改善伴有精神行为症状患者的抑郁情绪、激越、游荡症状。还可以选择手指操、分拣小东西、堆叠衣物等，做一些手工活动以增强认知功能的康复。

认知康复

认知障碍会影响日常生活功能。认知康复是一种个性化的以解决方案为中心的方法，旨在使轻度至中度痴呆患者能够管理日常活动并保持尽可能多的独立性。认知康复又是一种行为改变干预，基于对轻度至中度认知障碍患者认知变化的理解，建立在相对保留的认知能力之上，以解决和克服认知障碍的影响。

（1）通过养成习惯和例行程序来产生程序性学习。例如，指定和使用特定地点放置重要的个人物品，学习在智能手机上拨打电话和发送消息。

（2）重新激活以前的知识。例如，记住和使用孙子的名字。

（3）补偿已知的困难和挑战，修改任务或环境。例如，制定策略以避免在准备饭菜时分心和注意力不集中。

（4）制定个人策略，以支持在特定情况下的功能或重新参与以前喜欢的活动。例如，加入家庭餐桌上的对话。

（5）解决与痴呆有关的具体困难。例如，为具有语义痴呆的人重新激活词汇和概念知识。

康复治疗能改善认知障碍患者的日常生活自理能力，改善患者智力，延缓病情的进展。整个治疗过程安全性好。康复干预应采取综合措施。

答疑解惑篇

你了解 TA 吗?

你是不是会担心,

认知障碍会遗传吗?

你是不是有疑问,

有什么方法可以预防吗?

不用担心和困惑,

听我为您答疑解惑!

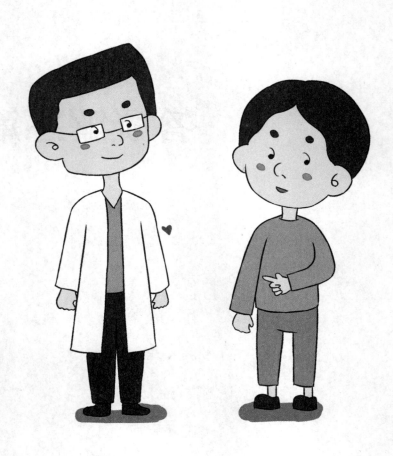

正常衰老记忆力减退和痴呆记忆力减退有什么不同？

身边的朋友经常会有疑问："最近偶尔有些焦虑，在家好好做着饭，炒着菜却忘记自己有没有加盐；有时出门了回到家发现自己出门时忘记锁门了。我是不是老年痴呆啦?"

出现这种情况不用过度焦虑!

人们普遍认为痴呆是出现了记忆力的问题，事实并不是这样。记忆力指信息在大脑内存储和提取的过程。随着年龄增长，一般人的记忆存储能力会有所减退，这是很正常的生理现象。大脑中的海马体是负责短期记忆的存储区域，而海马体是有寿命的，一旦人老了，海马体的存储功能也会逐渐下降。此外，脑细胞需要一定的激素和蛋白质进行维护，而随着年龄增长，这些营养物质也会供不应求。另外，人的记忆也受到了多种因素的影响。

一、影响人记忆的因素

1. 疾病影响

大脑的记忆能力与疾病因素有关，慢性疾病患者、情绪病、抑郁症等精神疾病患者、脑部损伤患者，都有可能影响脑部记忆和破坏

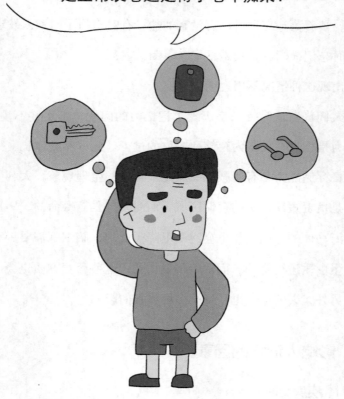

神经元，以及影响脑部正常供血，导致大脑的记忆功能出现问题。

2. 家族遗传

某些患者的家庭成员中可能出现脑部损伤等疾病，那么下一代罹患同样的疾病的概率要高于一般人群。

3. 睡眠质量差

睡眠与大脑发育息息相关，当睡眠质量较差，可引起头晕、乏力等问题，使记忆力下降，甚至会加速老年痴呆进展。

4. 不良习惯

久坐不动、抽烟酗酒、饮食不规律、暴饮暴食等不良的生活习惯，看似与大脑搭不着关系，但其实这些行为都会造成记忆区域损伤，使记忆力衰退。

二、经常忘东忘西，是不是老年痴呆的征兆呢？

老年痴呆指的是人的神经认知功能全面下降，它包括记忆、学习、思维、推理、行为等方方面面。记忆力不好，是老年痴呆常见的早期症状之一，但经常忘东忘西并不等于一定会发展成痴呆。正常大脑老化会表现出反应能力降低，记忆短暂性错乱，这些都是正常反应，且对日常生活、行为、逻辑推理等影响较小。

轻度的认知障碍只是正常大脑老化与痴呆之间的过渡阶段，只要不影响日常生活，大家无需过于紧张。

当出现持续性的记忆力减退、注意力无法集中的情况，不要轻易认为是正常生理表现，不管不顾。若不及时对脑部疾病进行干预，很可能会进一步往未知方向发展，很有可能影响日常活动。

按照上面给痴呆的定义可以看出，即使没有记忆力的问题，其他认知功能出现异常，也可能被诊断为痴呆。两大诊断标准更新版本 ICD-11 和 DSM-5 都将弃用痴呆这个名称，改用神经认知障碍。

神经认知障碍按照严重程度分为轻度神经认知障碍和重度神经认知障碍。其中重度神经认知障碍就相当于痴呆。轻度神经认知障碍因为没有丧失生活独立性不能认为是痴呆，部分轻度神经认知障碍可能永远也不会发展为痴呆。

痴呆早期有哪些征兆?

阿尔茨海默病不仅会出现记忆力减退,患者还会遇到诸多方面的困难,如学习、交流、解决问题和逻辑推理等。当这些问题影响到独立生活、工作、社交时,就表现出我们所说的阿尔茨海默病性痴呆。国际阿尔茨海默病协会列出 10 条阿尔茨海默病的早期预警信号,帮助需要的人更早识别阿尔茨海默病,以获得更早的诊断和干预。我们就对这 10 条给大家做一个逐一解读。

1. 出现记忆力减退,干扰日常生活

大部分患者出现的记忆力减退主要表现为近事记忆力减退,尤其是早上起来的时候就可能把昨天的事给忘记了,而且患者会反复询问家属昨天发生的事,经过多次提醒患者仍旧回想不起来,并且患者开始慢慢忘记以前重要的纪念日或重大事件,需要依靠记忆辅助工具,例如记事本或电子设备来帮助自己。

2. 计划和解决问题的能力下降

患者在日常生活中注意力开始变得难以集中,做一些非常简单的事情所花费的时间比以前明显延长;由于计算能力下降,患者算不清钱了,去菜市场买菜时常常给错钱;可能不知道如何有计划地准备饭菜;不能有计划地去超市购物或计划买什么东西;不再熟练

痴呆早期有哪些征兆？

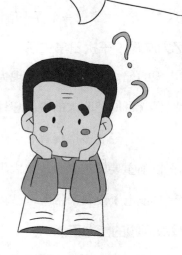

使用家用电器；不知道如何计划去做以前感兴趣的事情。

3. 难以完成以前熟悉的工作

患者平时掌握非常熟练的技术开始变得生疏，或者突然不知道该怎么做，比如：以前拿手的好菜，现在做起来要么太淡了，要么太咸了；还有就是以前非常娴熟地打麻将，现在打起来不仅非常困难，而且连和牌了自己都不知道。

4. 出现文字读写障碍

当患者与人进行交谈时，说话说着说着突然就中断了，接下来也不知道该如何继续，甚至找不到该正确使用的词汇，或简单重复刚才所说的话；与人交流时很难跟上别人说话的节奏；难以加入到其他人的谈话中；不能正确命名熟悉的物品，比如将杯子说成"泡茶的东西"或者用"那个东西"替代。患者找不到筷子，可能会问："我吃饭的那个东西在哪里？"

5. 时间和空间混乱

患者常常把目前的季节、日期、时间弄错，对于不是立即发生的事情都会混淆，有时独自出门到了一家公园，既不知道自己在哪里，也不知道为什么要来到这个地方，不知道该如何回去，说不清楚现在是几年几月几日，搞不清楚现在是上午、下午还是晚上，时间概念的缺失，导致部分患者搞不清楚自己的年龄、出生日期。阿

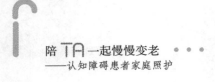

尔茨海默病老人经常说自己 30 岁（可能与患者搞不清楚当前的日期，记不住出生年月，近事记忆逐渐被侵蚀有关）。

6. 出现人格改变

患者开始变得糊涂、多疑、抑郁、恐惧或者焦虑，甚至动不动对家属破口大骂或者动手打人，给人的感觉完全像是换了一个人；可能会无缘无故地表现出快速的情绪波动，坐立不安、喜怒无常、好发脾气、焦虑紧张、抑郁、睡眠不好。

7. 常常找不到家中的物品

有些老人会把贵重的物品放在自己熟知的地方，但是最近一段时间常常问家属，我的那些东西去哪了，以为丢失了，甚至怀疑被小偷偷走了，要去警察局报警；也可能会把东西放在不恰当的地方或者永远都找不回这些东西，比如将遥控器放在冰箱里、将手表放在水缸里、将塑料盆当作锅具放在灶头上烧。

8. 判断力开始下降

患者对事物的判断和决策能力开始下降，常常做一些匪夷所思、啼笑皆非的事。例如患者不考虑气温的高低、季节的变化，穿上不合适的衣服；无法识别和判断一些危险的情况，比如电、燃气、交通等的安全问题；无法管理自己的财务和资产，在推销员那里购买大量金融产品（保险、股票、基金）或者保健品；在公共场合说出一些不恰当的话或做出不恰当的行为。

9. 逃避社会活动和工作

患者可能表现得不合群、孤僻，看上去好像老人特别喜欢独处，这些和以前情况的表现反差很大；照护者发现患者渐渐疏远以往的兴趣爱好、社会活动、工作项目或运动，对于结交新朋友也没有任何兴趣。

10. 出现幻听或幻视等精神症状

当患者独自在家的时候，常常在耳边会听见有人跟他说话，或者看见墙壁上出现异常的事物或者人影等景象，进而表现出焦虑、恐惧、害怕等情绪，也可能出现吵闹叫喊、冲动暴力行为。

我父亲得了痴呆，我老了也会痴呆吗？

越来越多的人关注到了痴呆这一疾病，也有越来越多人关心痴呆是否会遗传这件事。当父母被诊断为老年痴呆时，作为子女，一般会询问：医生，那我会得老年痴呆吗？现在很火的基因检测能帮到我吗？家属会担心，感觉有压力。年轻人会担心自己的将来，甚至自己孩子的将来。这些问题今天也让我们趁此机会一一捋清。

阿尔茨海默病是一种复杂病因的疾病，60%—80% 的风险被认为是遗传性的（可以理解为阿尔茨海默病患者中有 60%—80% 可能是遗传相关的），是一种多基因疾病。其他风险因素包括头部外伤、抑郁、高血压病史、糖尿病史和肥胖等。

以 65 岁为分界线，发生在 65 岁以前的称为早发型阿尔茨海默病，多有家族史，这部分患者约占 5%，早发型阿尔茨海默病更容易遗传。还有约占 95% 的患者，发病在 65 岁之后，称为晚发型阿尔茨海默病，与之最相关的基因是载脂蛋白 E（APOE）。

APOE 可能有三种形式：

（1）APOE 2——最不常见，相对来说对认知是一种保护因素，可以降低阿尔茨海默病发病及延迟发病年龄。

（2）APOE 4——略微常见些，出现时会增加阿尔茨海默病的我父亲得了痴呆，我老了也会痴呆吗？

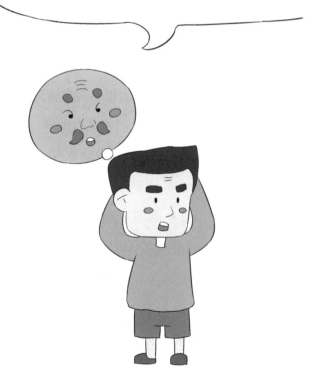

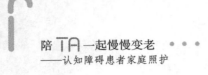

风险，携带 APOE 4 者相对发病早，认知下滑进展快，临床预后
更差。

（3）APOE 3——最常见，跟阿尔茨海默病的风险不相关，等
位基因 E3 在人群中的检出频率最高。

我们每个人都有两个 APOE 基因，一个来自父亲，一个来自母
亲。拥有一个 APOE 4 基因会增加患有阿尔茨海默病的风险。如果
两个 APOE 基因都是 APOE 4，那么患病的风险就会更高。但也不
是所有有两个 APOE 4 的人都会患上阿尔茨海默病。另外，还有很
多没有一个 APOE 4 基因的人患上阿尔茨海默病。这说明，APOE
4 基因只是一个危险因素，而不是直接致病原因。

简单来说，如果化验单结果显示没有 APOE 4（如是 APOE
3/3、APOE 2/3、APOE 2/2），那么，患阿尔茨海默病的风险比较
低。如果化验单结果汇报包括 APOE 4（如有 APOE 2/4、APOE
3/4、APOE 4/4），那么患阿尔茨海默病的风险会增高，但不一定就
必定会患阿尔茨海默病。

血管性痴呆在大多数情况下是不会遗传的。然而导致血管性痴
呆的潜在疾病，如高血压或糖尿病，可能会代代相传，这些疾病增
加了患血管性痴呆的风险。

除了少数非常罕见的情况外，父母不能将血管性痴呆传给孩

子。然而，父母可能会传递某些基因，这些基因会增加患血管性痴呆的风险。增加血管性痴呆风险的基因通常与增加高血压、糖尿病、心脏病和中风风险的基因相同。

与阿尔茨海默病或血管性痴呆相比，额颞叶痴呆相对罕见，但它可以直接从父母传给孩子。因此，额颞叶痴呆的诊断可能会给后人带来很多担忧。

大多数额颞叶痴呆不是直接遗传的，但大约 40% 的患上这种疾病的人至少有一位近亲被诊断出患有某种痴呆。这可能包括额颞叶痴呆、阿尔茨海默病或肌萎缩侧索硬化症（有时称为运动神经元疾病）。一般来说，患有痴呆（尤其是额颞叶痴呆或肌萎缩侧索硬化症）的亲属数量越多，患"家族性"额颞叶痴呆的机会就越大。

在不同类型的额颞叶痴呆中，行为变异型是最常遗传的，而原发性进行性非流利性失语症（表现难以沟通）很少遗传。

有许多不同的基因导致家族性额颞叶痴呆，每个基因都有自己的遗传模式。如果担心将额颞叶痴呆基因遗传或从父母那里继承疾病，可以咨询医生进行基因检测。

当自己的父母被诊断为老年痴呆时，子女不必太过紧张。早期识别危险人群，并进行早期干预，是目前被证实有效的方法。比如2018 年，*JAMA Neurology* 发表的芬兰临床测试表明，健康的生活

方式能有效地延缓 APOE 4 携带者的认知功能减退。而拥有健康的
生活方式，如吃得好和保持身体活动，对于预防血管性痴呆可能比
在阿尔茨海默病中更重要。

　　简单来说就是年轻一辈要养成健康的生活方式，避免高血压、
糖尿病、肥胖，戒烟限酒，保持运动，多学习，多用脑，多参加社
交活动。

年轻人会得痴呆吗?

会导致年轻人痴呆的疾病有哪些呢?许多不同类型的痴呆会影响年轻人。每种类型都有自己的症状,是由大脑中特定类型的变化引起的。早发性痴呆的一些原因有:阿尔茨海默病(年轻人痴呆的最常见原因)、血管性痴呆、额颞叶痴呆、路易体、帕金森或亨廷顿病、多发性硬化症或 HIV 感染等疾病。

近期,网上有过一则热点报道,首都医科大学北京宣武医院贾建平团队报道了一位 19 岁男生被临床诊断为阿尔茨海默病的病例,这是目前已知最年轻的临床诊断为阿尔茨海默病的患者。团队在国际刊物发表的论文称,随着病程的进展,这名患者记忆力不断下降,经常丢失个人物品,记不清是否吃过饭,最终无法完成学业,不得不从高中退学。该病例的发病年龄十分罕见,此前虽然发现过 20 多岁罹患阿尔茨海默病的患者,但这类患者往往会存在基因突变或家族史。但经过全面检查,这位 19 岁的患者没有家族史,以现有的手段也无法查到基因突变。

阿尔茨海默病最典型的症状就是记忆力下降,特别是近事记忆下降,有时患者还会出现情绪性格改变、基本判断力下降等。所有认知障碍中,早发型阿尔茨海默病和额颞叶痴呆发病年龄较早。大

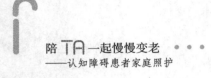
年轻人会得痴呆吗?

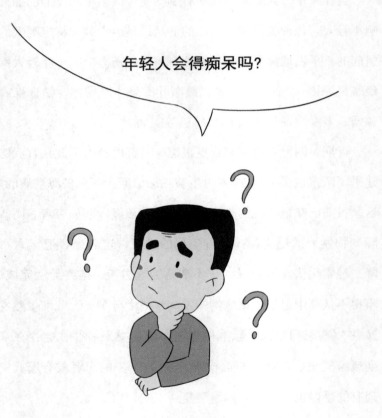

多数患有痴呆的人年龄在 65 岁及以上。65 岁以后，患阿尔茨海默病的风险每五年翻一番，85 岁以后，近三分之一的人会患病。

在临床上诊断阿尔茨海默病至少要有两点，第一是记忆力有明显变化，而且是稳定的变化，不是偶尔没睡好、心情不好出现记忆力下降；第二是磁共振显示大脑和老年人的一样，这就像年轻人的皮肤饱满有弹性，老了就皱皱巴巴的。阿尔茨海默病是认知障碍最主要的类型，占 50%—70%，表现为记忆减退、词不达意、判断力下降等脑功能异常和性格行为改变等，严重影响日常生活。认知障碍患者中，年龄小于 60 岁的只占 5%，这部分人群中又有 80% 以上集中在 50—60 岁。

上海市精神卫生中心的专家认为，现在大家看到有很年轻的阿尔茨海默病病例，这并不是说这个疾病有年轻化趋势，而是因为诊断技术进步了，大家对它的认识和关注度提高了，可以更早地诊断出来。以前就算年轻人记忆不好了，不会来记忆门诊做筛查。日常生活中，也有不少人觉得自己记忆力越来越差，尤其是感染新冠病毒后感觉更差了。比如感染新冠病毒后，部分人可能检查指脉氧没有问题，但其实处于低氧状态比较久，大脑又对缺氧很敏感，所以就会感觉大脑变得迟钝、记忆力下降等，俗称"脑雾"。对于"脑雾"这一情况医疗团队还在研究中，但是专家表示，它在年轻人身上更可逆，大部分人是能够慢慢恢复的，特别是年轻人。年轻人感觉记忆力不好，很多是因为并行处理很多事情，注意力不集中，导致记忆力也不专注。同时经常熬夜、抽烟喝酒等不良生活习惯也会危害大脑健康。如果是因偶尔睡眠不足、心情不好等出现暂时记忆力变差，这种情况只需要好好休息、放松一下即可，不用担心。但是如果出现以下情况的，您就需要注意了：如果无论什么状态都调整不好，建议去医院进行检查。如果被记忆问题困扰了几个月甚至很多年，这种情况还是建议找专业医生。还有一种是，有痴呆家族史的，记忆力下降的话建议早点去医院就诊。

诊断年轻人的痴呆，主要可以从 6 个方面：详细的病史、全面的身体和神经系统检查、病理学检查、脑影像学、精神病学评估、神经心理学评估（测试认知功能，如记忆、推理和理解）。

怀疑老人得了痴呆怎么办？

　　痴呆有预警信号，不是老了是病了。大多数人印象里的老年痴呆往往是患者已经发展到痴呆期时的症状，而早期症状经常与正常衰老相混淆，从而被患者自己或家人忽视。您身边是否经常会看到一些大妈大爷，身体一直不错，退休后还帮子女带孙辈，家务活包揽，每天做香喷喷的饭菜。可是，家人会突然发现老人好像有点变了：去菜场买菜，常忘记拿找零；做菜的时候，不是没放盐，就是太咸；带孩子出门，这回忘带尿布，下回又忘了奶瓶；才叮嘱过的事，转身就忘，子女询问起来，他们大多会说说"老了老了，记性变差了！"那这个时候您可以带上老人到医院记忆门诊看病。阿尔茨海默病的临床诊断是一个复杂的过程，相关检查包含筛查、综合认知评估、行为评估和功能评估为主的量表评估，结构影像学和功能影像学为主的脑影像检查，以及脑脊液检查、血液检查、基因测序等实验室检查。

　　一般情况下，阿尔茨海默病患者的临床表现从轻微的健忘、逐渐丧失语言能力，到喜怒无常，出现妄想症，最终发展为生活不能自理。对老人及家属而言，如果注意到自己或身边的人出现任何一个或多个不同程度的预警症状，应请家人及时陪同到综合医院的老怀疑老人得了痴呆怎么办？

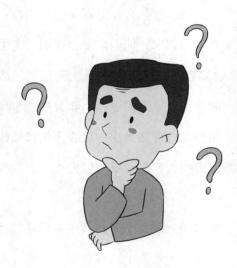

年病科、神经内科、精神／心理科、记忆门诊或精神卫生专科医院就诊。像本篇开头提到的这种情况的老人得的是轻度认知障碍。什么是"轻度认知障碍"？它和"老年痴呆"又有什么区别？

轻度认知障碍，指记忆力或其他认知功能减退，但不影响日常生活能力，尚未达到痴呆的诊断标准。它是介于正常老化和痴呆之间的一种过渡状态。在这个阶段，患者记忆力和心理方面已出现减退，本人及身边人可能会注意到疾病所带来的一系列小变化。但患者仍可以正常生活，保持自理能力。不过，在处理复杂事务如购物、算账、做饭时，会有一定困难，容易出错。如果不及时干预，则很容易从轻度进展为中度，记忆力、理解力、判断力严重下降，生活自理能力丧失，发生一系列不良后果，乃至威胁生命。

一、轻度认知障碍有哪些表现？

（1）会更经常忘记事情，记不清东西放在哪里。

（2）会忘记重要事件，例如约会或社交活动。

（3）忘记词语，话到嘴边说不出来，变得不爱说话。

（4）读过报纸、书籍或看过电影后，记不住内容。

（5）难以做决定，犹豫不决。

（6）难以按计划完成曾经熟练的任务，如做菜、购物、去银行

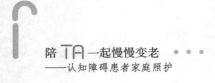

办事等。

（7）在熟悉的环境中迷路。

（8）变得越来越冲动，或判断力下降，分不清是非真假。

（9）情绪和性格发生变化：如变得冷漠、沉默寡言、焦虑、烦躁、有攻击性等。

二、如果发现家里老人出现上述症状，该怎么办？

轻度认知障碍的症状会保持数年，之后可能进展为阿尔茨海默病或其他类型的痴呆。如果及时进行治疗和干预，将能减缓疾病的进展。因此，如果发现家里老人出现以上异常的症状，千万不要掉以轻心，而是要及时陪伴老人，到综合医院的老年病科、神经内科、精神／心理科、记忆门诊或精神卫生专科医院就诊。就诊前，可以做好下面几项准备工作并提供给医生。

（1）记下老人出现的全部异常症状，以及这些症状的出现时间。

（2）告知老人目前患有的其他慢性病（如中风、高血压、糖尿病、高血脂、抑郁症等）。

（3）列出老人目前正在服用的药物和保健品的名称。

确诊以后除了服药，还可以落实一些健康措施，对认知功能的维持和改善有一定帮助，还可以促进老人的整体健康。

（1）适度进行体育锻炼：体育锻炼不仅对心脑血管健康有好处，也有助于预防或减缓认知能力下降。锻炼项目可选择散步、做操、太极拳、跳舞等。

（2）避免高油高脂摄入：多吃水果和蔬菜。健康的饮食习惯也有益于心脑血管健康，并有助于保护认知健康。

（3）从事益智活动：多锻炼大脑，有助于保持认知功能并防止认知能力下降。益智活动包括使用计算机、玩游戏、看书、下棋、打牌等。

（4）多参加社会活动：多与人交流，多参加朋友聚会和集体活动等，可以让晚年生活更快乐，有助于保持良好心情、并减缓认知功能下降。

三、阿尔茨海默病的照护要点

阿尔茨海默病的病程呈进行性发展，家人及照护者的帮助应贯穿病程整个周期，包括帮助患者均衡饮食、正确服药、定期复查、康复训练等，并注意所有细节，每一阶段均有不同的照护要点。

1. 早期照护

检查督促正确服药，做好用药记录；准备一份健康记录；为患者预约医生，陪同患者就诊，并详细描述患者症状。

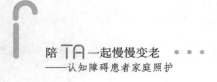
2. 中期照护

患者可能不太配合治疗，可能会拒绝服用必要的药物或定期进食，或拒绝做其他保持健康的活动，这时应遵循医嘱服用某些减少患者烦躁、愤怒和不配合的药物。与所有药物一样，照护者应当定期检查，确保药物的有效期并观察副作用。

3. 晚期照护

在患者病程的晚期，家人不得不代替患者讲话，告诉医务人员患者在还能表达自己的想法时曾经提及的护理意愿。

此外，照护者还要掌握同患者的沟通技巧、学习照护技能以及不良情绪的调适方法，在日常生活中协助但不包办，可有助于维持患者的现有功能。还应当为患者提供安全的生活环境，预防伤害，佩戴防走失设备，防止走失。家人多一点陪伴和呵护，可以让老人们多些晚年幸福！

为什么痴呆会突然地加重？

我们都知道阿尔茨海默病是一种逐渐进展加重的疾病，一般情况是不会突然加重的。然而很多的家庭照护者都会反映患者近期的病情突然加重了。

我们用一位临床患者的经历来了解一下常见的导致病情加重的原因。

美美阿姨今年82岁，被确诊为阿尔茨海默病已经有8年了，一直坚持在老年精神科门诊随访，服用多奈哌齐治疗，病情控制稳定，进展缓慢。平时在保姆的陪伴下，能自己吃饭、洗漱、洗碗、穿衣服，能做些简单的家务，比如擦桌子、收拾衣服，使用微波炉、电饭煲、洗衣机等，儿女经常去看她，陪她外出散步、晒太阳，还能去菜场、超市买买东西。最近节日期间不慎摔了一跤，导致股骨颈骨折，手术后卧床休息了3个月。骨折虽然是康复了，但是认知功能和日常生活能力明显变差，整天坐在椅子上发呆，会认错人，吃饭需要保姆喂，大小便有时还解在身上。有时自言自语，和过世的老伴说话；有时无故发脾气，怀疑儿女偷她的钱，和儿女吵闹；晚上睡觉也不好，不停地起来上厕所，劝说也不听；还说儿女不孝顺，虐待她……家里人实在没法照料，只好求助，希望能住为什么痴呆会突然地加重？

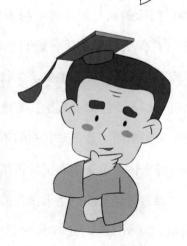

院治疗。

随着人口老龄化的加剧，像美美阿姨这样的情况，在精神科老年门诊其实有很多。近几年感觉身边的阿尔茨海默病老人越来越多。刚开始可能只是记性不好，但因为生活比较简单，且对日常起居等基本的生活能力影响不大，一般很少会引起家人的注意和重视，大多数人会认为"人老了都这样，记性差点很正常"。但随着病情缓慢进展，除了记忆力减退，开始出现性格、计算能力、财务管理能力、风险辨别能力等的减退，无法独立完成买菜做饭、管理退休金，不关心家人，无故发脾气，容易上当受骗等。此时就需要家人付出更多的时间和精力去照料，另外，随着病情的进展会出现经济压力，家人开始重视，并带老人去综合性医院神经内科就诊，一般会做些检查（头颅磁共振等）、化验（血常规、维生素 B_{12} 和叶酸、25-羟基维生素 D_3、肝肾功能等）和神经认知测验（MMSE、MOCA、ADL 等），确诊后会开出处方药多奈哌齐或美金刚等促智药物。

一般情况下，病情仍旧会缓慢进展，但经过积极干预，速度会放缓。到后期，随着认知功能和日常生活能力的进一步减退，生活渐渐无法自理，照料负担会越来越重，家人难以承受。这样，一部分老人就会进入养老院、护理院，对于出现明显的精神行为症状的

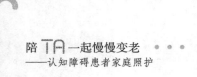
老人，比如怀疑家人要害他、偷他东西，和家人争吵等，就会选择精神专科医院住院治疗。当然大家都希望，后期的情况来得更晚一些，家人负担更轻一些，老人晚年的生活质量更好一些！但如果老人的病情突然加重，不仅会严重损害老人自己的生活质量，还会给家人及照护者更早带来更沉重的照护负担，甚至焦虑、抑郁、不知所措、失眠等不良情绪和行为。

那么，哪些情况会明显加重阿尔茨海默病老人的病情呢？从大量的临床观察和文献报道来看，有以下这些情况：

（1）心脑血管意外，如脑梗、心梗、脑出血等。

（2）严重的感染，包括但不限于肺部感染。

（3）骨折、手术，如股骨颈骨折手术等。

（4）社交隔离，包括被动和主动隔离。

（5）严重营养不良，如明显消瘦等。

（6）从熟悉的环境到陌生的环境或者更换陌生的照护者。

因此，作为一名专业人员希望可以通过大量的准确的信息传递来引起大家的关注和重视。对于老年人的认知功能变化，要及时就医，及时干预，规范治疗，我们的口号是"从不太早，永不言迟"。

痴呆能不能康复，哪些痴呆是可以逆转的？

一、可能导致可逆性痴呆的因素

许多因素会导致类似于阿尔茨海默病的症状，这些症状被称为可逆性的痴呆。可能导致可逆性痴呆的一些因素包括：

（1）抑郁症：抑郁的人会感到强烈的悲伤。老人可能看起来疲倦、无精打采和孤僻，思维变得迟缓，不言不语，日常生活不能自理。这导致抑郁症和痴呆很难区分。

（2）药物：老年人经常服用多种药物，这些药物在体内停留时间过长，或者它们可能会相互影响。这可能会导致一些人变得困惑和健忘。

（3）不良的饮食习惯：通常，老年人可能不想吃东西，也可能很难咀嚼或消化食物，从而导致营养不良，缺乏维生素 B_{12} 和叶酸等关键维生素，或低血糖。这些问题会影响大脑。

（4）心脏或肺部疾病：这些疾病会阻止大脑获得足够的氧气。

（5）甲状腺、甲状旁腺或其他腺体疾病。

（6）感染：梅毒和莱姆病会导致痴呆。

（7）吸毒和饮酒。

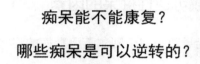

痴呆能不能康复？

哪些痴呆是可以逆转的？

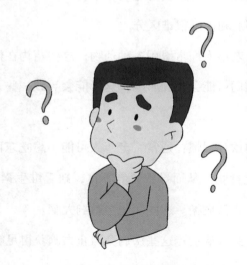

（8）正常压力脑积水。

与阿尔茨海默病不同，它们可以通过适当的治疗治愈。下面我们来分享一个案例。

邻居方爷爷，一年前无明显诱因下出现反应迟钝，双下肢乏力，他变得不爱和大家说话，记忆力也严重下降，原先写一手好字，现在却忘了怎么写字；一件事要反复多次询问，问完又忘，提醒之后仍然想不起来；走路容易摔跤，下床走路都困难；最近，方爷爷的症状越发加重，精神差，特别容易尿裤子；不能下地行走，只能靠轮椅出行，这严重影响了他的生活质量，儿女不得不请假轮流照顾父亲，并带他前往神经医学科住院治疗。到院经过头颅 CT 和磁共振检查后，考虑脑积水。医生随即对方爷爷进行脑脊液释放试验，测定颅内压，最终确诊为"特发性正常压力脑积水"，可通过手术治疗逆转患者的症状。经会诊后方爷爷转入神经外科手术。术后，经过悉心治疗、护理和康复，方爷爷症状明显改善，并于10 日后出院。

方爷爷是因为特发性正常压力脑积水引起的"假性痴呆"，不同于其他老年退行性神经系统疾病，通过早期识别并接受手术治疗是可以逆转病情、改善症状，甚至恢复正常的。那么，究竟是由于什么原因导致方爷爷出现"痴呆"症状，医生又是通过什么手术帮

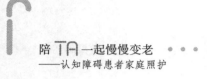

助他恢复的呢?

二、什么是特发性正常压力脑积水

特发性正常压力脑积水是指以步态障碍、认知障碍和尿失禁三联征为临床表现,患者病情表现为不同程度的进行性发展,影像学检查表现为脑室扩大,脑脊液压力测定在 70—200 mmH_2O 的一组临床综合征。

区别于颅内压增高的脑积水。特发性正常压力脑积水是一种可治疗、可逆转的疾病,早期的治疗可以让患者完全恢复正常生活。与颅脑外伤和脑出血引起的脑积水不同,特发性正常压力脑积水病因尚未确定,一般发生于高龄患者,多数合并有高血压或糖尿病。目前研究认为与高龄、慢性疾病导致的脑血管顺应性降低从而影响脑脊液循环有关。

三、特发性正常压力脑积水的临床表现

特发性正常压力脑积水是以步态障碍、认知障碍和膀胱功能障碍为常见临床表现的疾病。三联征同时出现的比例约为 60%。

1. 步态障碍

步态和平衡障碍发生率高达 94%—100%,是多数患者的首发

症状。往往表现为行走缓慢、步态不稳，步子越迈越小，步高降低，速度越来越慢，双脚像粘在地面上似的，摇摆不稳、步距小，还容易摔跤。在疾病的早期，步态障碍症状轻微，难以察觉，常以"头晕"为主诉。随着疾病进展，典型的步态障碍会逐渐表现出来。在疾病晚期，患者则在辅助下才能行走，甚至完全不能行走。部分患者临床表现类似于帕金森病。

2. 认知障碍

认知障碍的出现率为78%—98%。主要表现为反应迟钝、情感淡漠、语言、计算能力下降、患者缺乏主动性和主动交际的能力，上述情况可有波动性，或短期加重。老人的日常生活能力降低，此类患者认知功能障碍有恢复的可能，因此被称为可逆性痴呆。

3. 膀胱功能障碍

出现率为60%—92%。最初表现为早期尿频、尿急，知道要小便，但常常有来不及感，随着疾病进展，可出现完全尿失禁，甚至大便失禁，也可出现尿潴留。尿动力学检查发现70%患者存在逼尿肌功能亢进、膀胱容量缩小、最大尿流率下降和残余尿增加。

4. 其他症状

除了三联征外，特发性正常压力脑积水患者情感障碍及精神症状越来越受到重视（淡漠70.3%，抑郁46.0%，焦虑25.0%）。还可伴有其他临床表现：如头痛、头晕、眩晕、睡眠时间延长、帕金森样震颤和性功能障碍等，但这些症状并无特异性。

由于特发性正常压力脑积水在诊断上常常被误诊，所以在国外老龄化严重的国家，如日本、德国，对于手术指征放宽，认为通过手术有效才算确诊。

四、特发性正常压力脑积水该如何逆转

随着我国老龄化进程加快，特发性正常压力脑积水患病群体数量逐年递增。但是，该病误诊和漏诊的比例也很高。因此，一旦发现家中老年人出现临床三联征（痴呆、步态不稳、尿失禁），应积极应对，带老年人到医院进行脑部 CT 和磁共振检查，由专业医生进行评估。如果老年人被确诊为特发性正常压力脑积水，家人和本人也不用过于担心。因为特发性正常压力脑积水属于"可逆性痴呆"，是可以治疗的疾病。但治疗需要尽早，因为患者出现症状的时间越久，治疗的效果越不理想。外科手术治疗是特发性正常压力脑积水目前最为有效的治疗措施，以各种脑脊液分流术最为多见，早期手术可明显改善患者病情及预后。

因此，如果患者是由于脑积水、脑外伤、脑部良性肿瘤，叶酸和 B 族维生素缺乏等继发因素导致的痴呆，经过有效治疗，病情

得到有效控制，痴呆的症状是能够得到逆转的，从而能达到临床治愈的可能；如果是罹患萎缩退行性痴呆及脑血管病所致痴呆的话，这些类型的老年痴呆就不存在逆转的可能，也就无法达到临床治愈。

得了痴呆会影响寿命吗？

老年痴呆中最常见的一种就是阿尔茨海默病，它是一种中枢神经系统变性病，起病很隐匿。据国际阿尔茨海默病协会 2015 年报告，估计每年新发痴呆病例 990 万，也就意味着每 3 秒钟就新增加一例。发病一开始，病人可能忘记一些小事，记不清自己带钥匙了没？锁门了没？关窗了没？后来渐渐地说话颠三倒四，表达不清，手脚也不麻利了。等到更严重的时候，儿女、老伴这些最亲的人，也不记得了，自主行为能力也开始丧失。无论是门诊还是住院，阿尔茨海默病患者的照护者都会问这样一个问题，痴呆后会影响寿命吗？

到 2050 年，全球患有痴呆的人数将达到 1.3 亿人，68% 的增长将发生在低中收入国家。我国按照流行病学统计，目前全国 65 岁以上老人痴呆的发病率为 4.8%。根据梅奥诊所的数据，阿尔茨海默病诊断后平均能活 3—11 年。被诊断患有阿尔茨海默病和其他形式痴呆的人的平均生存时间为 4.5 年。另外，性别也是影响痴呆后生存的一个因素，就像性别影响预期寿命一样。在所有年龄段，女性在痴呆诊断后的预期生存期都比男性长。男性在确诊后的寿命约为 4.1 年，而女性的寿命约为 4.6 年。

痴呆作为一种神经系统退行性疾病，并不是一种可以直接导致得了痴呆会影响寿命吗？

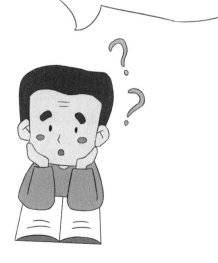

死亡的疾病。由于认知功能和生活功能减退的影响，患者自我健康
管理的能力下降，增加了各种躯体疾病和健康风险的发生，如慢性
病控制不佳、感染、跌倒、营养不良等，从而增加死亡的可能。有
研究表明，痴呆整个过程从发病到死亡大概有 8 至 10 年的生存时
间，部分患者可以达到 15 年以上。因此回答关于痴呆患者寿命的
问题，主要看患者基础疾病的情况、生活质量以及日常照料情况。
患者最后死亡的原因大多数是并发症而不是老年痴呆。但如果没有
积极治疗，阿尔茨海默病患者用不了三五年就会发展为重度病症。
如果采取有效治疗，患者大概七八年后才会出现完全失忆、不会说
话、不会走路、大小便失禁等症状，因此积极治疗能够大大改善患
者及家属的生活质量。

　　随着人们对早期痴呆识别能力及护理水平的提高，部分老年痴
呆的病程已可以达到 10 年以上。

痴呆该如何预防？

根据 2021 年《第七次全国人口普查公报（第五号）》，我国 60 岁以上人口占 18.70%，上海为 23.38%。全国人均预期寿命 77.40 岁，上海为 83.63 岁。身边的老人越来越多，也都希望能安度晚年。身体健康，能自己料理生活，不给小辈添麻烦，想必也是老人的心愿。但是，随着年龄的增长，记性会越来越差，严重的会罹患认知障碍：不认识家人，生活不能自理，有时还会出现失眠、吵闹、幻觉、妄想等精神行为问题，给家庭带来沉重的负担。面对记忆下降的风险，我们普通人能做些什么来预防呢？或者说，即便无法阻止，又怎样才能让它降得更慢，对我们的危害更小呢？大家都知道合理的生活方式对健康很重要，那怎样的生活方式有利于延缓我们记忆下降呢？

随着认知障碍的一次次科普，大家可能对认知障碍都有了一定了解，也能辨认痴呆的严重度了。那么如何做？哪些有效干预手段是我们可以坚持执行的呢？ 2023 年 1 月，首都医科大学宣武医院贾建平团队在《英国医学杂志》在线发表的文章，告诉我们坚持健康的生活方式，能有效延缓我们的记忆下降，建议我们要"管住嘴，迈开腿，勤动脑，多社交，记忆好"，这些看得见、摸得着，痴呆该如何预防?

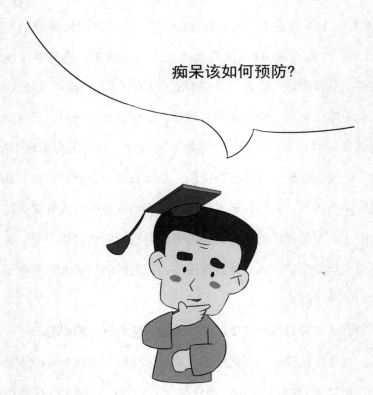

普通大众坚持就能做到的事情，让现实和理想的距离又近了一步。

大众知道的一些对心脏有益的运动，对大脑健康同样有好处。老年人需要适当的锻炼，同时也要多动动脑，找到自己喜欢的锻炼脑的方式，让自己心情愉快。比如有些人喜欢和别人聊聊天、打打麻将、跳跳广场舞，有的人喜欢看书、画画等。此外，要尽可能保持情绪稳定、心情愉快。大脑在焦虑、抑郁状态下工作，就像在高消耗的、动力不足的状态下工作，过度脑力工作肯定是不好的。要避免不良生活习惯、健康饮食、不要熬夜，当然维持良好社会交往也很重要。下面我们来推荐 10 种有益大脑健康的方法：

（1）坚持运动：规律而适当的体育运动可降低认知功能衰退的风险，推荐每周 150 分钟中等强度或 75 分钟高强度的有氧运动。

（2）长期学习：在生命的任何阶段接受教育都有助于降低认知能力衰退和患阿尔茨海默病的风险，不断学习，就是不断地给大脑一定刺激，有助于预防痴呆，正所谓"活到老，学到老"。

（3）远离吸烟：吸烟会增加认知功能衰退的风险。而且吸烟的时间越长、量越大，对记忆的影响就越明显。戒烟可以将这种风险降低到与未吸烟者相当的水平。

（4）关注心脏：心血管疾病和脑卒中的危险因素，如肥胖、高血压和糖尿病，同时会对认知功能产生负面影响。照顾好自己的心脏，大脑也会随之健康。

（5）保护头部：脑外伤会增加患认知障碍和导致痴呆的风险。乘车时应系好安全带，进行可能有碰撞的户外运动时戴上头盔，防止摔倒造成脑损伤。

（6）健康饮食控制血压：健康均衡的饮食有助于降低患认知障碍的风险，推荐低脂肪饮食，摄入足量的新鲜蔬菜水果。可以参照"地中海饮食"，其特点包括：富含植物性食物、食品加工程度低、食用橄榄油、白肉为主，少红肉、少奶酪。

（7）睡眠充足：有研究显示，失眠是认知障碍的危险因素之一，应该避免睡眠障碍。

（8）关注心理：重视抑郁、焦虑或其他心理健康问题的诊治，特别是老年期抑郁症，是痴呆的危险因素之一，需要高度重视和治疗。

（9）广泛社交：保持社交活动有助于脑健康，鼓励老年人参与健康且有意义的社交活动，做一个积极的社区活动参与者。

（10）挑战自我：挑战和活跃自己的思维对认知功能是有益的。如设计一套家具、完成一个拼图游戏、参加艺术活动、玩桥牌游戏等，这些促进思维能力的活动无论对当下还是对未来都是很有好处的。

此外，很多中老年朋友因为记忆力下降，要求通过服药来改善认知功能衰退，但是目前世界上还没有一种药物有确实的研究证明可以预防认知障碍出现。按照上述的方法并长期坚持，有助于维持良好的认知功能，远离痴呆。

自我关怀篇

为了 TA，加油！

辛苦且漫长的照护工作，

让人身心俱疲，

但请您记住：

照护工作不是一个人的单打独斗，

爱 TA 的同时，

也要爱自己，

唯有健康快乐的照护者，

才能提供良好的照护质量。

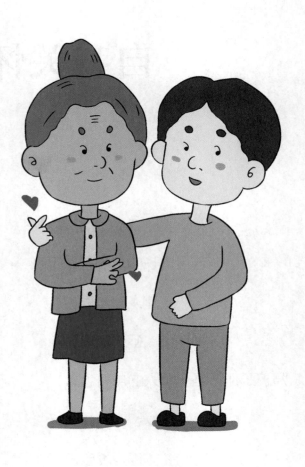

我不能倒下，我要先照顾好自己

无数个夜晚，晓丽从睡梦中醒来，脑袋里充斥着纷扰的思绪：母亲确诊了阿尔茨海默病，她还能照顾好自己吗？

一切都开始得毫无预兆。晓丽的母亲最开始出现的是耳背的问题，虽然帮她买了助听器，但是她不习惯佩戴，经常束之高阁；接下去就是摔坏几只调羹或者餐盘；再接下去就是健忘，她会忘记外孙女的名字，好一会儿才想起来……好长时间，家人都淡化了这些问题的重要性，认为这些变化是正常的衰老过程。直到那天，晓丽母亲指着电视机骂骂咧咧，晓丽惊奇地看向她，她这是怎么了？电视机没有打开电源，她对着漆黑的屏幕一顿痛骂，听到后面晓丽才明白过来，母亲忘记了如何正确打开电视机，她将不能看电视这件事归结于某个跟她不对付的人故意捣乱。

现在，母亲确诊了阿尔茨海默病，还能放心让她一个人住吗？做菜的时候会不会忘记关煤气呢？要是她自己出去买菜，忘记回家的路怎么办？万一她半夜起床上厕所摔倒了怎么办？晓丽在床上翻来覆去，大脑一刻不停地思考着这些问题。她费劲地想找个舒服的姿势入睡，好让大脑休息片刻，但是总有一堆思绪轰炸着大脑，让她无处躲藏。不知道过了多久才昏昏沉沉地再入睡，没多久早上的

143

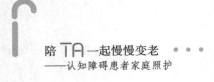

闹钟响起，感觉一夜下来跟没有睡着差不多。对母亲的过度担心剥夺了晓丽的深度睡眠，导致第二天上班也无法集中精神。

这种过度的、不必要的、无法控制的担心，其实就是焦虑。焦虑会降低我们解决问题的能力和效率，让我们无暇顾及生活和工作，甚至会导致抑郁情绪。

经常性的失眠也会导致精神不振、衰老、心脏病、高血压等危害。还会破坏人体免疫力，从而导致各种疾病的发生。

照护者该如何调整自我，在这些漫长的夜晚，安然入睡呢？现在，教大家一个简单易学的方法：正念呼吸！

首先深呼吸一下，选择一个舒适的姿势躺在你的床上。接下来请把注意力放在呼吸上，觉察腹部随着吸气而扩展，随着呼气而下沉。留意你的鼻腔，觉察到空气进入和离开鼻腔的过程，或者其他任何你觉得呼吸感觉最明显的地方。不用特意控制呼吸，只需要自然的呼吸就可以。

你会发现始终把注意力保持在呼吸上，并不是一件容易的事情。如果你发现你的脑袋里又出现了一些担心、忧虑的情绪，没关系，通过呼吸，再次把你的注意力拉回呼吸上就可以。一呼一吸间，你的内心平静了，你也安然地入睡了。

睡眠有助于我们去除紧张和压力，恢复体力。如果你睡眠有问题，总是睡不踏实，我们有几点建议：

（1）做一个全身检查，并告知医生你的睡眠问题。

（2）睡前不要进食过饱，否则容易引起胃酸反流，影响睡眠。

（3）下午3点后不要饮用任何含有咖啡因的饮品，也不要大量饮水。

（4）营造入睡氛围，睡前卧室保持凉爽，光线昏暗，也可以在枕头上滴几滴帮助入睡的香氛。

（5）不要指望电子产品帮助入睡。

（6）白天进行适度的体育锻炼，但是睡前两小时内不要做剧烈的运动。

（7）晚上按时上床，早上按时起床，建立规律的生活作息，身体就会慢慢适应这个规律。

（8）睡前不要看过于刺激的小说、电影情节，可以阅读一本艰涩难读的书本，认真翻看几页就会打瞌睡。

（9）上床前，做些身体拉伸，比如瑜伽。

（10）专注呼吸，放空大脑。

（11）可以尝试睡前冥想练习。

（12）睡眠环境也是影响睡眠质量的因素，保证我们的空气流畅，隔音效果好，保持黑暗无光，入睡前关闭灯光，也可安装避光窗帘，或者选择戴眼罩睡觉。

（13）如果，你已经尝试了很多办法，还是出现严重失眠，应该去专业的精神心理门诊，跟医生聊聊。

不一样的照护动机，不一样的照护力量

没想到，认知障碍照护者会累成这样……但是张阿姨一想到是在照顾从小疼爱她的母亲，这种累就不值一提了。

张阿姨是家中的小女儿，一直是家庭主妇不需要工作，自从母亲得了痴呆后，照护的重担很自然地落在了她的肩头。在三姐妹中，张阿姨与母亲的关系最好，所以，一开始得知母亲生病后，她就觉得这是自己的义务。

"医院的看护无法做到无微不至，有时候还很粗糙，而且如果我不在的话，母亲会感到孤单。"张阿姨就这样开始了长达7年的照护生活，一天都没有休息过。

随着病情的进展，母亲已经是重度痴呆了。整日卧床不起，生活完全依赖这个小女儿。张阿姨的日程安排如表5-1：

表 5-1　张阿姨照护日程表

	5:00	起床、洗漱、外出买菜
	6:00	做早餐
上午	7:00	给母亲擦身、换尿布、喂食早餐
	9:00	洗衣、打扫等家务
	11:00	准备午餐

（续表）

正午	12:00	喂食午餐
下午	14:00	喂母亲水果、点心
	16:00	准备晚饭
	17:00	喂食晚餐
	18:00	陪母亲看一会儿电视，聊聊天，这种聊天基本也是自问自答式的
晚上	20:00	帮母亲擦身
	21:00	准备休息，为了防止出现压疮，每隔两小时需要帮母亲翻身、换尿布一次

张阿姨每天都重复着上述日程，这 7 年间，从未睡过一个完整的好觉，也从未在外住宿，更别提外出旅游了。家里的小辈们也不理解张阿姨，外婆有三个子女，为啥照护的重任只有她一个人承担？外婆已经重度痴呆了，完全可以送到养老院由专人照护，经济上也没有问题。

张阿姨却认为：纵然有时候疲惫不堪，但一想到我做的是善事、好事，我照顾的是从小疼爱我的母亲，心里又会觉得慰藉，在我看来做好事、善事是很重要的价值观。通过照顾老人，我们践行了这样的价值观，并且给孩子做了一个很好的示范。

内在动机是心理学领域常用的专业名词，它是引起行动的直接机制，能调动个体的行为参与力度，帮助个体形成有效的自我暗

148

示，借助多种主观心理反应的自发性呈现，使个体自觉践行自我潜意识中所设立的目标行为，进而巩固及强化该行为。内在动机较强的个体一般都具有较高的主观能力感。案例中张阿姨的内在照护动机来源于从小与母亲间的情感联结，以及给小辈的示范。不一样的内在动机，带来不一样的照护能量。

亲近自然，找寻疗愈的力量

忙乱而疲惫的日子里，找些时间平复心情，发现大自然的美好，重新振作精神，恢复活力。不念过往，不畏将来，无忧无惧，我们的内心才能喜乐平和，才能更好地履行照护者的角色。

这几年来，刘阿姨能气定神闲、怡然自得地坐下来喝口热乎的小米粥的机会不多。丈夫患了老年痴呆，梳洗穿衣都离不开她。刘阿姨还得推着轮椅带他外出走走，晒晒太阳，吹吹自然风，接接"地气"。外孙们下午放学回家就吵着要吃点心，要为他们事先准备好。他们一回家，也是准备晚饭的时间了，一大家子的菜都需要她来操持。事情太多，分身乏术，一天下来，刘阿姨一点成就感都没有。这边老伴毫无预兆地从床上坐起来差一点摔跤，那边外孙们抱怨点心、菜肴千篇一律，没有外面买的好吃。一想到明天还要继续这样忙乱的生活，她就感到害怕。

第二天一大早，刘阿姨打算在丈夫醒来之前出门溜达一圈，舒缓舒缓自己的心情。正值春天，昨晚下了一场春雨，整个世界像刚清洗过似的，特别清爽，空气十分新鲜，呼吸一口，甜丝丝的。枝头的芽簇已经颇为肥壮，嫩嫩的，映着天色闪闪发光。整一个生机勃勃的世界。照顾家人再辛苦、再无力，也不要忘记，自然的律动从未停歇。

大自然带给我们平和力，当我们心烦或者劳累时，第一个想法往往是出去走走，也就是到自然里。这就是我们本能的选择，也是大自然在我们诞生之时就注入内在的呼唤。在自然里，我们那颗躁动的心会慢慢地平静下来，我们又可以闻到花香，听到鸟声。那一刻，大自然仿佛又回到了我们的身边。更重要的是没有平静怎么可能幸福呢？

大自然带给我们疗愈力，即大自然对我们身心的疗愈。人的一生，充满各种无常以及能量消耗，所以我们有时会觉得累、觉得苦，觉得负能量满满。大自然则是一个巨大免费的能量疗愈场，可以使我们的焦虑得到缓解，可以愈合我们的伤痛。大自然中各种各样的声音，松涛、鸟鸣、虫儿叫，可以让人放松，帮助我们从高压的状态中恢复过来。这里提一下大自然的压力恢复理论假说。自然有三种能够引起积极情绪反应的元素，首先是无威胁性的风景元素，大自然的景观不会被人的认知归类于危险元素，人类在观察自然景观时，会把注意力放在整体的组成上，而不是单个组成部分。其次是植物的元素，一些花花草草，还有一些参天大树等。最后是特定的自然景观元素，比如缓缓流淌的溪水，一片灿烂的花海，以及一些和谐的生态景象。因为这些景象并不会消耗人们过多的认知加工，所以当人类处于这些元素中时能够恢复体力，从而获得积极的情绪体验。

当你在照护亲人出现疲惫、力不从心的感觉时，出去走走，走到大自然中去吧！

正视情绪，调整认知，促进成长

通常，在照顾亲人的过程中，照护者偶尔会发火，面对这种情况，与其一味地压抑火气，或者因发火而满怀惭愧，不如正视自己的情绪，把它看作促进自己成长的机会。务必牢记，不要压抑情绪，要及时疏导和调整，成为一名更专注的照护者。

小王父亲 5 年前脑梗过一次，之后慢慢地出现健忘、反应迟钝等症状，有时还会自言自语，说大家不理解的话。当时带他去医院，医生说这是痴呆的一种。小王父亲以前是一名高级数学教师，是家里的权威，现在得了痴呆，威严不在，但有时候也非常固执，固执得令人生厌。

小王父亲的血糖、血脂控制得不理想。可他仍旧不肯改变自己的饮食习惯。每天需要大鱼大肉，餐桌上如果没有这些荤菜，他就会发脾气，甚至敲桌子。

"难道，我连吃点好吃的的权利都没有了吗？"这是他经常拿出来质问家人的话。

"你现在就是没有这个权利了！"有时，小王会这般气愤地怼回去。但是也无济于事。

"那我去死掉算了！"父亲咆哮着。

"难道你现在不知道自己的身体状况吗？"当小王问出这个问题的时候，他自己也笑了。高血糖、高血脂，对于这个得了认知障碍的老年人来说只是一个抽象的概念，不能和自己的身体健康联系起来。家人们指责他，他也高声反击，然后就像赌气报复那样，变本加厉吃更多，结果呢？每次只有照护者拱手投降，听之任之。所以正面交锋、发泄愤怒往往无济于事，互相理解才是真正有效的解决途径。小王父亲成长在物资匮乏的年代，那个年代缺衣少食，他经历过饥肠辘辘、食不果腹的日子，所以他父亲对缺少食物非常敏感。他在饮食上的挑剔也恰恰反映了他内心的担心、恐惧和害怕，他不再可以依靠自己的力量活下去，他需要依附他人而活，小王父亲实际上是在自我防卫，这样去理解他，家人们也就不再愤怒。

以后每次吃饭前，小王都会跟他细数餐桌上菜肴的营养价值，再抱怨一下物价的飞涨、天气等原因导致的蔬菜来之不易等，有时要些小聪明，有时放低姿态。当然，也不会亏待了这位固执的老头，荤素搭配合理，偶尔也会给他开个小灶。虽然，偶尔他还会挑剔和发火，但是这些已经无关紧要了。

由于照护者需要对认知障碍者进行长期照护，照护者绝大部分时间忙碌于患者的日常生活照料，加之认知障碍、情绪不稳、行为异常、沟通困难，照护者常常会感到身心疲惫，照护过程中的挫折和无奈会触发愤怒和怨恨。这时我们需要停下脚步，主动调节情绪，想想是否有更好的应对办法。

　　情绪调节是指个体管理自身情绪的过程，对生理和心理健康都至关重要。情绪调节有很多种方法。认知调整是其中比较常用和有效的一种方法。案例中的小王，一遇到父亲对饭菜不满意就会认为父亲是故意发脾气以示不满和反抗，随之而来的是小王愤怒的情绪。这一系列的变化其实是"自动思维"在作祟。当你经历某种情景时，你的大脑会产生一些快速的评价思维，这些思维似乎是自动涌现的，非常迅速而简短，大脑会不加批判地接受，认为它们是正确。出现这种情况时，你需要暂停，并问问自己："我脑中刚才正在想什么？""这个想法是否正确？""有没有其他的可能性？"

　　小王通过认知调整，理解了父亲对食物的敏感来自他的成长经历，并不是真的要跟照护者对着干，所以小王在之后的照护中很少对父亲发脾气，也会想一些应对办法去缓解父亲的负面情绪。

更大的愿景，更少的负面情绪

构建更大的愿景，不纠结于眼前的困扰，减少负面情绪。

凯博文，一位人类学家，在经历了照护罹患阿尔茨海默病的妻子十余年后，总结道："当痛苦、怨恨和疲惫等情绪开始腐蚀你们的照护关系时，这种关系会迅速变质，甚至在更坏的情况下，这种关系会演变成语言、精神上的虐待，甚至是身体暴力。你作为照护者需要时刻保持警惕，警惕任何出现可能的情绪波动和其他预警信号。"

看到这段文字，林阿姨非常震惊。

她先生被诊断为认知障碍已经 3 年。在这 3 年中，他记忆力每况愈下，脾气性格倒是越来越固执，他认为对的事情无论如何都是对的。他认为你错的时候怎么着你都做错了。

"你出来，帮我把……开门的……找出来。"这是命令的语气。林阿姨冷着脸走出房间，手上的事情没有停下来。

"我刚刚明明放在桌子上的，你又收到哪里去了？"这是责备的语气。林阿姨面无表情，依旧不予回答。今天找钥匙，昨天找医保卡，前天找身份证，前段时间找银行卡，每天变着花样来。这种找呀找的游戏天天上演，但依旧不放心把这些物品让妻子保管。

"你怎么不说话？"这是愤怒的语气。林阿姨仍旧没有对答的愿望。眼睛瞥向沙发旁边的小茶几，先生的钥匙安静地躺在那里，是他昨天放在那里的。林阿姨快速走过去，迅速地拿起钥匙，又快速地递给先生，然后返回卧室。一个眼神都不想交流。"既然这么不信任我，我就让你天天处在找不到物品的惶恐中。"林阿姨这样愤愤地想着。

"砰"，门关上的声音。

林阿姨的先生虽读书不多，但生病前性格温和，心灵手巧。以前，家务几乎是他一手包办。他也乐于助人，邻居家里有点小修小补都不在话下，三下五除二就帮人家弄好了，以至于邻居都羡慕他们家。想不到的是，在先生退休后没多久，就被诊断为认知障碍。这一日比一日暴躁的脾气，也磨光了林阿姨的耐心。不知不觉中她也变得寡言少语、性格孤僻起来，甚至用上了冷暴力。但这是不可取的，要赶紧刹住车！

照护关系，其实是双向的，离不开照护双方的共同努力。当出现争执和冲突时，照护者可以怎么做呢？

这就需要大家放慢节拍，想想对自己来说最重要的是什么？是想让家庭关系变得充满火药味吗？显然不是，谁不想家庭和睦呢！把先生送到养老院吗？林阿姨立马否定了这个想法，目前先生生活尚能自理，还没到去养老院的地步，再说，他去了养老院，林阿姨一个人在家肯定会孤单寂寞，百无聊赖的。目前，对林阿姨来说最重要的是缓和家庭关系，互相关心。

有了这个愿景，林阿姨不再纠结于眼前的困扰，减少了负面的情绪回应。她开始默默观察先生的行为，记住他随意放下的物品位置，当先生再次满屋寻找丢失的物品时，林阿姨也跟着他一起寻找，然后引导先生自己找到他遗忘的物品。对于他的坏脾气，林阿姨也置若罔闻，这样一来，家庭关系变得更友善了。

愿景，说通俗一点就是"目标"；说高大上一点就是"理想"或者"信念"。照护者也离不开设定目标或者信念。它可以激励、支持我们照护的行为。

照顾丈夫的过程中，林阿姨也愈发意识到生命的脆弱，也愈发感恩，至少还有机会给先生带来快乐，满足他的需求。还拥有健康的体魄，可以照顾先生，这也是幸运的事情。

我相信有人可以帮助我

　　小薇婆婆之前频繁摔倒，这次情况更严重，被送进了急救室，大家都不知如何是好。幸好，远亲也可以变成近邻。

　　抬眼望去，周围的一切都那么凄凉。

　　小薇婆婆被安置在病床上，监护仪器在旁边闪着灯，锃亮的输液架上挂着几袋输液包。头顶上刺眼的日光灯让小薇的脑袋完全麻木了，心里七上八下，逐渐变得焦躁不安。这次情况严重吗？会骨折吗？需要手术吗？如果手术的话，后续的照护工作谁担任呢……

　　幸好没有发生很严重的后果。但是不能再像往常那样，把婆婆一个人留在家里了。小薇这样想着。可是，她和先生白天都在公司上班，谁可以在家照顾婆婆呢？小薇首先想到的是找一个日间的照护人员。可是询问了好几个机构，都回复说需要一段时间才能安排人手。那么在找到照护人员之前怎么办呢？其中一人请假在家吗？百般无奈之下，他们试着给一位刚刚退休的远房亲戚打电话，询问她是否愿意帮忙照看几天婆婆。这位亲戚是小薇婆婆的外甥女，逢年过节都会来拜访婆婆，所以他们才打去了不情之请的电话。没想到电话那头一口答应，让他们把婆婆送到她家里以方便她照顾，还嘱咐了需要带的东西。对于这样一位亲戚，小薇心里不胜感激。打那之后，他们之间的关系从逢年过节联络一下变成了互帮互助的亲密无间。

虽然，现代的社会越来越有边界感，大家过好各自的生活就好，人情往来越少越好，大家也都觉得这种边界感让人舒适。但是社会学大师费孝通说，中国的社会结构是基于血缘和地缘的，在我们的社会中，"家"是基本的社群，这个社群我们平常称为"大家庭"，有血缘关系的人组成了这个"大家庭"，自然是要相互依赖与扶持。我们生活在这个"大家庭"之中，我们付出爱，我们也会收获爱。请记住，我们不是一个人在奋斗。

我不是一个人在战斗

通常，照护者宁愿一个人承担所有的辛苦。然而，是否应该如此？我们能找到与自己情况相当的人，大家可以一起分享经验，共同成长。我们不是自己一个人在战斗。

李阿姨的母亲得阿尔茨海默病已经 7 年了，每天早上，李阿姨得很早起床做好早饭，然后帮助母亲上厕所、洗漱、穿好衣服，协助她进早餐、收拾厨房，再去菜场买菜，准备一天的饭菜……长此以往，李阿姨烦透了这些日常琐事，经常觉得自己孤苦伶仃，周围的人里面没有谁像她一样不得不面对这样艰辛的生活，大家的日子都过得很轻松和幸福，每天可以去做自己喜欢的事情，隔三岔五和好友一起聚聚聊聊天，一两个月外出旅游一次。只有她是孤单和辛苦的，每天面对的是这种单调重复的家务，认知障碍的母亲有时还要惹她生气。可是这些痛苦只能她一个人承担，小辈们工作已经很辛苦了。

有一天，三年未见面的小姐妹打来电话，提议明天大家出去叙叙旧。李阿姨很为难，家里的母亲怎么办？晚上，她跟女儿说了这件事，女儿很支持她外出，并且坚定表示她能照顾好奶奶。她的这个反应是李阿姨始料未及的，她很欣慰，但同时也有点担心。女儿从小也是娇生惯养的，自己的生活料理也不是很擅长，看看她的房间就知道了，书桌上堆满了书籍和文件，买回来的化妆品也是东一件西一件的，她能照顾好奶奶吗？

怀着忐忑的心情，李阿姨早早地准备好午饭就出去了。由于李阿姨这样外出的机会不多，她和几个小姐妹相聚很是兴奋，聊着聊着时间也过得飞快。直到傍晚时分，她才想起家里的一老一小，赶紧打电话问问情况，担心家里已经鸡飞狗跳了。然而，出乎她意料的是虽然出了一点小状况，女儿打碎了一个餐盘，但其他一切安好。女儿还请邻居帮忙，将奶奶推出房间，和小区里奶奶的同辈们一起晒着太阳、聊着家长里短。

打那以后，李阿姨也会学着女儿的样，请周围邻居帮忙，一起将母亲推出家门，邻居们也不厌其烦，热心帮助。邻居不在家时，李阿姨也会帮他们代收快递包裹，有什么举手之劳的事情，大家都互帮互助，邻里之间相处比以前融洽了许多。

社会支持篇

TA 说"谢谢你们的爱"！

因为 TA 患了认知障碍，

让照护之路变得漫长而艰辛。

但是你可以从很多方面获得资源和支持，

来减轻自己的身体及心灵负担。

感谢社会各界的关爱，

提供了多种资源和福利，

让照护的过程更为圆满！

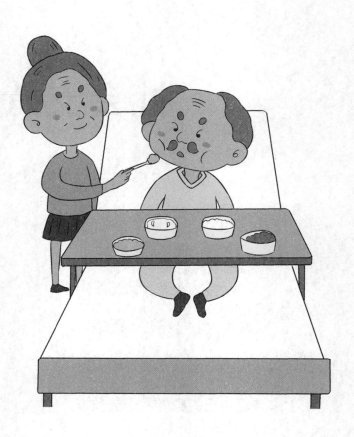

认知障碍家庭互助会

从 2019 年 9 月起，上海在全国率先开展老年认知障碍友好社区建设试点。截至 2023 年 10 月，上海已启动四批认知障碍友好社区建设试点，深入社区防治"最后一公里"，打造认知障碍闭环式服务网络，取得了良好成效。形成了认知障碍友好社区建设"上海方案"。

上海是如何打造老年认知障碍友好社区的？各友好社区又是如何利用家庭互助会帮助认知障碍家庭的？试点各区、街道在认知障碍风险测评、早期干预、平台建设、家庭干预等方面提供了不少可借鉴的做法。

一、平台建设

以项目为平台，整合医疗机构、专业社会组织等认知障碍专业照护资源，协同在辖区内打造社区认知障碍全链条服务体系，引导认知障碍患者在社区"早发现、早就诊、早干预、早支持"。依托社区综合为老服务中心，建立"老年认知障碍支持中心"，为筛查出早期风险人群即轻度认知障碍老年人提供家门口的认知干预训练。

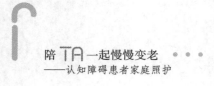

二、风险测评

针对社区老年人进行认知障碍风险筛查、评测，针对初步筛查有风险的老人做进一步的检查，做到早筛查、早发现并及时转诊。根据风险等级建立重点干预、分类预防、分层初诊等记忆健康档案。

三、早期干预

在初筛后合力形成闭环干预，针对社区内轻度认知障碍老年人，依托长者照护之家、老年人日间照护服务机构等社区养老服务机构，为社区内轻度认知障碍老年人提供非药物干预或专业训练。在部分设老年医学、神经、精神专科的医疗机构和开展认知障碍友好社区建设的基层医疗卫生机构，投入专业的筛查工具和干预设备，为认知障碍筛查试点中发现的认知下降或认知损伤人群，提供专业筛查、随访和数字疗法服务。

四、家庭支持及干预

依托社区综合为老服务中心，建设"认知障碍家庭支持中心"，为社区内认知障碍老年人家庭开展照护知识课程和技能培训，使认知功能障碍筛查、非药物干预训练进社区。打造阿尔茨海默病早期筛查、干预闭环服务模式，为认知障碍友好社区建设助力。

五、家庭互助会，缓解照护压力

对照护者来讲，缓解照护压力是重中之重。针对照护知识分享方面，主要通过主题沙龙、科普讲座、照料课堂等方式，让照护者了解从正确地认识认知障碍到如何照护认知障碍患者中的一系列问题，提升照护技能；针对情绪心理压力方面，主要通过建立家属支持团队，开展互助会、沙龙会，一对一心理疏导等形式，提供必要的喘息服务。

六、立足上海的认知障碍家属互助会

爱米粒认知障碍家属互助会自 2018 年成立以来，积极组织认知障碍照护者相互交流、赋能互助。其中最关键的就是认知障碍照护者的情绪问题。面对认知障碍的照护压力，很多家属、照护者都会出现抑郁情绪，需要得到及时的指导和专业支持。爱米粒互助会以每个月第三个星期六的线下团体活动形式，为照护者、部分认知障碍人士提供了线下喘息的团体活动机会，而情绪咖啡馆则是活动的主要形式之一。

　　上海市精神卫生中心主任李霞，联合上海尽美长者服务中心、爱照护等爱夕医养联盟机构，组建医护团队，建立了"海马家庭""爱夕医养家庭照护"的线上认知障碍患者家属群，每周开展线上咨询活动，解答医疗照护问题，也为照护者搭建互动平台，分享照护经验。

适老化环境

随着认知功能的减退，认知障碍老人对环境的定向力和适应能力越来越差，环境中的不当刺激会使认知障碍老人困惑、混乱，没有安全感，可能诱发各种精神行为问题。因此，为认知障碍老人设计恰当的照护环境，对于预防意外事件的发生、降低精神行为问题的发生、延缓病情进展至关重要。

一、认知障碍老人身心特点

（1）运动功能受损，协调性变差：刷牙、进食、穿衣、如厕、洗澡、移动都需要家人的协助。

（2）判断力、执行能力、语言表达和交流能力衰退：老人常常坐在那里，低头或两眼茫然，没有什么言语也不想说话。

（3）失去时间、空间、人物关系的概念，不知道何年何月。

（4）视觉、味觉、嗅觉等感知能力变差。

在基本症状叠加护理照顾、物理环境、社交人文等外部因素后，还会进一步引发二级症状，如半夜游荡、逃离"居室"（想跑出去），易急躁焦虑（表达能力下降导致）、反复呼喊（要回家）、淡漠，退缩、不想参与任何活动（不明白，想不清楚）等。

二、认知障碍老人居住需求

1. 支持和安全

通过环境的支持尽可能让认知障碍老人保持自我独立。简单的理解就是处在一个看护的状态上，老人在照护者视线范围内，并可随时搭把手的情境下。

2. 私密和个性

重点在睡眠和卫浴，不能觉得老人可能关注不到或顾及不到就当隐私不存在。家中可根据其身体条件做一些个性化的布置，如保留或移装使用多年的家具物件，处在一种可回忆或有一定熟悉感的状态上。

3. 社交和情感

不耐烦、冷言冷语是必须克制的，多和认知障碍老人说话对其情感是很有好处的，也能满足他很多难以明言的感情需要。

4. 刺激和活动

研究发现，认知障碍老人对于紫色、蓝色、绿色等冷光色的辨识有困难。六七十岁在辨识黄色、青色上较吃力，到了 70 岁以后，很多人无法区别黄色和白色，青色也常与黑色混淆。明快的色彩更容易形成感官的刺激，减缓衰退。

三、营造良好居住环境

认知障碍老人怕生，对陌生环境有恐惧感，不愿意离开自己居住多年的家。室内设计建议做简单明晰的路径形态，老人常去的位置最好是洄游动线，利于老人自主定向。

卫生间最好预留一个隐蔽窗，用磨砂玻璃或通透条纹等形式。认知障碍老人上卫生间比较久，但也不便同处一个空间让老人尴尬，就通过隐蔽窗方便得知老人的情况，看是否需要帮助，是否有意外昏厥等。

对照护环境进行安全评估及无障碍设计，对于预防认知障碍老人跌倒至关重要，包括地面的防滑设计、安全的行走空间、重点区域的防跌倒设施等。

（1）使用防滑、不反光的地板，尽量使用一种颜色。

（2）地上有水时及时擦干。

（3）移走杂物、障碍物、小块活动的地毯，或将地毯的边缘固定。

（4）卧室通往卫生间的过道上，安装感应式夜灯，或备好随手能拿到的手电筒等照明设备，防止夜间上厕所时发生跌倒。

（5）建议使用可调节高度的床，或在地上放置固定的垫子，防止坠床。

（6）对于长期卧床的认知障碍老人，可使用床档。

（7）床的高度以老人坐在床边时双脚刚好踩到地面为宜。

（8）下床时有可用来支撑的东西，如床头桌或椅子。

（9）床边有放置手杖、助步器的空间。

（10）将下垂的床单塞到床垫下，不要垂到床的边缘，以免下床时绊倒。

（11）为了避免认知障碍老人在夜间或无人陪伴的情况下自行走出家门，在通往外面的出入口处，可利用布帘、图画、篱笆或与墙壁颜色相近的装饰物，隐藏出口或门把手。

（12）可使用各类电子产品监测认知障碍老人是否离开出口，如门磁感应装置、电子定位装置、人脸识别系统、远程报警系统、摄像头等。

（13）建议使用封闭式阳台。若为开敞式阳台，墙体或护栏高度在 1.3 m 以上，或安装防护网。

需注意：不建议使用电子密码锁、指纹密码锁等，这样会使认知障碍老人因为打不开房门而感到恐慌。为了避免认知障碍老人将自己反锁在房间，出现意外情况不能及时获得帮助，建议安装内外均可开启的锁具，照护者应保留备用钥匙。

四、从感官上对认知障碍老人家中进行改造

1. 改善家中照明、光线和色彩

居家环境不论是自然光或人工照明，对认知障碍老人而言，都是非常重要的康复元素。如果阳光能自然投射到房间，最好不过。日照不但对身体有益，也能降低他们失控的亢奋行为，并帮助老人改善睡眠，规律作息。

过犹不及，若光线太强，对认知障碍老人也可能产生过度刺激，专家建议，窗户可使用布帘或百叶窗，避免阳光直射室内，只要保持柔和的光线即可。

室内照明最好采用高照度的间接照明，尽量使光线平均分布，以免造成阴影。对认知障碍老人来说，不论是自然人影、物体阴影或叠影，都易引起他们的妄想、幻觉，造成亢奋等情绪失控现象。

2. 模拟认知障碍老人的视觉状态

专家指出，居家环境应多选择认知障碍老人看得清楚的鲜明色或对比色，即以暖色系为宜，例如黄、橘、红色，尤其墙面和地板最好选对比色，可以帮助提升老人对环境的辨识力，以促进认知障碍老人的空间认知。

值得注意的是，增强餐盘与餐桌的色彩对比不仅能支持老人独

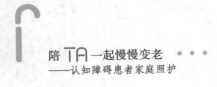
立用餐，还能为老人带来好胃口。美国的一项研究发现，铺深色桌布减少反光，或使用深色托盘增加与餐盘的色彩对比，以及提升餐厅照明度后，老人的三餐总热量摄入值提升 30%，就餐期间的社交也更多了。

为了引导认知障碍老人识别自己的房间，可在房门上贴上认知障碍老人能辨认出的床的照片、熟悉的图案等。例如，有的认知障碍老人看到自己年轻时的照片就能识别是自己的房间，那就在房门上贴上该老人年轻时的照片。需注意：不要摆放引发不良回忆的老照片、纪念品，以免睹物思人，影响睡眠。

3. 听觉

认知障碍老人怕吵，噪声不但容易影响他们的情绪，也会引发他们幻听、幻觉。为避免环境嘈杂，家中尽量加强门、窗及房间的隔音效果，将家人因生活起居不同，彼此干扰的可能性降至最低。

居家的空间也要注意动静分离，老人房间可安排在边间，不与其他房间面对面开门。对开的房间不但容易引起长辈混淆，走错房间，且开、关门噪声会干扰到他们。地板和墙壁的材质可尽量选用吸音材料，以降低残音或回音。

4. 嗅觉

"家"的味道是什么？每个人对家的记忆或许不同，但是对认知障碍老人而言，家中的气味是他们分辨自己归属的重要线索。根据研究，人的嗅觉比视觉、听觉更容易传送到脑部，气味可以直接刺激脑部的记忆及感情反应。因此，家居布置也别忽略了嗅觉的安排。

在家中，尤其在认知障碍老人房间，不妨选择老人喜欢的气味或花香，甚至是精油、薰香都可以，芳香可以供老人辨识或记忆自己的房间；此外，芳香疗法也具有提神、镇定、降低攻击性、提升免疫力的效果。

医养结合

　　老年认知障碍防治与心理健康的工作已日渐被重视，成了国家健康老龄化战略规划的重要工作内容。上海市精神卫生中心老年精神科团队针对认知障碍患者照护负担最重的精神行为症状，创新了以老年精神科为主体的"1+16"联合养老机构的"医养结合"的上海模式（"1"为上海市精神卫生中心，"16"为上海市各区精神卫生中心），并牵手长三角 25 家精神专科医院及照护机构，共同成立"爱夕医养联盟"，实现了医疗机构和养老院的双向转诊。新冠感染疫情静态管理期间，爱夕医养联盟不仅为认知障碍老人解决了配药之忧，还为封控在养老机构的数百万老年人提供了远程医疗会诊，切实为老人服务。

一、各部门协作的重要性

　　老年人的心理关爱内容涉及广泛，在社区与家庭的重点是促进自我健康管理、风险防控与慢性心身疾病控制，专科医院与专业服务主要处理急重症疾病、急性心理行为障碍，同时给予社区持续的专业指导与支持。

　　基于老年人的需求，以老年人为中心的服务，离不开这些部门的合作。家庭、社区服务与诊疗、专科诊疗与康复需要紧密配合，让老年人不仅可以安心居家，在有医疗风险或急性心身状况时也有对应的诊疗与服务。上海市给老年人建立了坚实的"家、养、医"三角支持系统（如图6-1）。"家、养、医"三角支持系统，牵涉到多个部门。

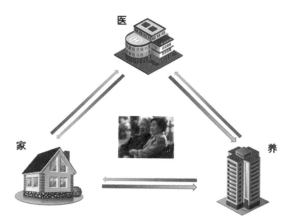

图6-1 "家、养、医"三角支持系统

在家的系统下，不仅有家庭的成员，有时还有上门服务的家政人员，或者居家支持的护理员、社工甚至医护人员。

在养的系统下，在社区有健康小屋、老年服务中心、护理站、日间康复站、社区"小微"康复机构等，另外还有养老院、护理院甚至临终关怀机构，这些机构职责各有不同，老年人的需求与心理状况不同，对应的服务与机构也不同。

在医的系统下，有社区医院和专科医院。专科医院根据所涉及的部门，又分为康复医院、精神（心理）专科与综合专科医院等。

基于"老年人为中心"，老年心理关爱涉及的部门需要协同合作，各部门有必要关注协同、沟通的工作职责，设立相关岗位。

二、设立协同工作的岗位

"家、养、医"三大系统多个部门，在老年人心理状况发生变化时，都需要及时发现、识别与转介。这是各部门协同岗位的基本职责。

在欧美、日本、澳大利亚等国家，这些岗位多数由社会工作者（社工）来承担。社工根据职责区分为医疗社工、社区社工、养老社工等多个不同的亚专科。

在我国，社工专业还在逐渐发展中。在社区、医院与养老机构都可以看到社工会参与相关活动，但相关体系整体还没有规范，社工很少承担在多部门转介的任务。

居于社区的老年人心理关爱协同工作，往往由"养老志愿者""养老顾问"或者居委工作人员、楼组长等充当。这具有一定的中国特色，为我国老年人心理关爱协同工作奠定了一定的基础，但缺乏组织与管理，也未区分权责。

在养老机构，多数由管理人员兼做各种沟通与转介工作。转介通常发生在最紧急的情况下，调动自己的私人资源开展转介。由于管理人员不是老年人心理健康的服务者，转介时对需要提供的疾病情况、基础检查均不了解，早期识别与干预也很难开展。

医院有时会引进社工专业人员，医疗人员也尽可能要开展转介与沟通。但当前仍有局限。无论是医疗人员还是社工，工作范围都在本院诊疗范围内的门诊或者住院病人之内，没有职责要开展识别、沟通与转介服务。

因此，在居家支持、养老服务机构、医疗机构分别设立相应的岗位或者在已存在的岗位上建立协同的工作职责，是老年心理关爱的重要环节。

三、协同工作人员职责

"家、养、医"的老年心理关爱协同人员，可以称为"养老社工"，他们的职责主要是支持"教育、识别、干预、转介"的服务。职责如下。

（1）需要了解老年人焦虑、抑郁、记忆障碍等基础知识，能协同专业人员开展个体或者群体的科普教育工作。

（2）与其他部门沟通，及时转介与接受转介。

（3）准备转介资料。

（4）学习智能辅助设备，开展"教育、识别、干预、转介"

服务。

社保援助

目前，国家并未出台针对保障认知障碍患者的政策法规。上海在支持认知障碍机构照护和家庭照护方面都做出了一些努力，为缓解认知障碍老年人照护压力，上海市出台了针对机构的《认知症照护床位设置工作方案》和针对家庭的《长期护理保险试点办法》。

一、针对机构的《认知症照护床位设置工作方案》

为加强老年认知障碍照护服务设施建设，加大上海市政府实事项目的推进力度，指导督促符合条件的养老机构、社区托养机构，新建、改建具有专业功能的认知障碍照护单元或专区，下大力气新增认知障碍照护床位，鼓励发展专门收住、照护认知障碍老年人的养老服务机构。

1. 开展老年认知障碍友好社区建设试点

选择有条件、有基础的街镇，开展老年认知障碍友好社区建设试点，依托社区养老服务网络，开展健康咨询、康复训练等社区干预服务。充分发挥家庭在认知障碍照护中的基础性作用，开展家庭自查评估培训、家庭照护者技能培训、精神慰藉等服务。推动建立社区认知障碍家庭互助组织，形成社区长效支持机制。依托社区综合为老服务中心等设施，建立"社区老年认知障碍支持中心"，作为认知障碍照护服务的社区平台，动员各方力量发挥协同作用。

2. 培育专业服务组织

加快培育专业从事认知障碍知识宣教、预防、干预、照护等工作的社区服务组织以及能够运营各类认知障碍照护机构的专业组织。探索建立认知障碍照护行业督导机构。

3. 培养专业护理员队伍

根据认知障碍照护服务特点，研发培训教材和课程，在养老护理员队伍中重点培养认知障碍照护员，提升服务能级。建立由社区工作者、社会工作者等组成的志愿者队伍，充实认知障碍照护服务力量。

4. 加强社会普及宣传

在全社会开展认知障碍知识普及宣传，提升公众认知。编制认知障碍知识宣传手册和预防手册，开展经常性社区宣传活动和主题活动。

二、针对家庭的《长期护理保险试点办法》

社保并无特别针对认知障碍患者的专项补贴，一项正在 15 个城市（上海、广州、青岛、重庆、成都、苏州、南通、上饶、荆门、安庆、宁波、承德、长春、齐齐哈尔、石河子）试行的《长期护理保险试点办法》，内含有将"重度失智老人"纳入长期护理保险试点的意见，护理保险财政补贴资金由市与区市两级财政按 1∶1 比例负担。

上海目前试点实施长期护理保险，简称"长护险"。这是继医疗、生育、失业、工伤和养老五大险种之后，由政府规范性文件强制保障实施的第六个独立险种。以下是简单介绍，关于这方面的详细咨询，可以拨打社保全国统一热线：12333。

1. 谁可以申请长护险？

在上海，满足以下四项条件的老人可以申请长护险：

（1）年龄 60 岁及以上。

（2）已按规定办理申领基本养老金手续。

（3）参加本市职工医保或居民医保。

（4）按统一照护需求评估，评估等级为二至六级，在评估有效期内。

2. 长护险包括哪些服务？

长护险主要包括社区居家照护、养老机构照护以及住院医疗护理等三类服务。但请注意，长护险服务并不包括家政服务项目，如洗衣、买菜、做饭、做菜、拖地、擦窗、擦洗油烟机、外出配

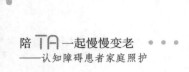

陪 TA 一起慢慢变老 •••
——认知障碍患者家庭照护

药等。

3. 长护险的收费和报销比例是怎样的？

长护险的服务收费和报销比例会根据不同的服务类型和评估等级有所不同。例如，对于社区居家照护，每小时的收费标准和报销比例是这样的：护士 80 元，养老护理员（医疗照护）65 元，养老护理员 40 元。长护险基金报销 90%，个人承担 10%。对于养老机构照护和住院医疗护理的收费标准和报销比例也有相应规定。

4. 长护险的重要性

这样的政策设计，有利于鼓励更多的家庭和个人投保长护险，从而有效应对人口老龄化带来的压力，并保障老年人的基本生活需求。长护险，即长期护理保险，主要为老年人提供长期护理服务。随着年龄的增长，很多人可能会面临身体功能下降，无法独立完成日常生活的情况。这时，长护险就发挥了它的作用，帮助人们应对晚年生活的挑战。

5. 长护险的工作内容是什么？

长护险的工作内容主要包括风险评估、保险设计、理赔处理、护理服务和风险管理等几个关键环节。首先，评估潜在被保险人的健康状况、生活习惯和家庭状况，以确定他们是否需要长期护理服务。然后，根据风险评估结果，设计适合其需求的保险方案，并制定保险合同和条款。一旦被保险人需要长期护理服务，便进行理赔处理，并提供高质量的护理服务。同时，还需要进行风险管理，降低理赔风险和自身的经营风险。

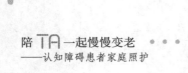

有关财务及法律事项

患有认知障碍的老年人将逐渐失去对医疗、经济事务等法律问题的正确决策能力。

医疗方面，患者难以决定是否入住养老院，接受何种治疗以及某些特定的时候是否用呼吸机等生命支持。对于轻度认知障碍患者的治疗，应尊重老人的意愿，这是患者权利的体现，也有利于提高依从性。对于中重度认知障碍患者，多由配偶、子女和医生共同协商，选择对老人有利的方式，一般不会有大的争议。

法律事务方面，涉及老人的财务计划以及房产、储蓄的管理和处置，是否在适当的时候立下遗嘱并确保其法律效力。一般来说，老人较少委托律师处理，甚至也没有相应的书面遗嘱，口头委托或默认某位子女代理的情况居多。显然，子女本来就是利益相关人，可能卷入其中，在比如涉及子女间财产分配，黄昏恋老人和子女间的财产分配等问题上产生纠纷，近年这样的案例明显增多。那么能否避免老人摊上这些事儿呢？如何保护老人的权益，下面五条值得注意。

1. 早期诊断和告知

重视早期诊断，流程合理地进行临床诊断，做到依据充分。只有对老人认知障碍的类型、当时的认知功能、社会生活功能以及预后做出准确的判断，才能对后续的病情告知、经济事务安排等提供参考。病情较轻，还具备完全民事行为能力的老年人，可以在近亲属或者其他与自己关系密切、愿意承担监护责任的个人、组织中协商确定自己的监护人。监护人在老年人丧失或者部分丧失民事行为能力时，依法承担监护责任。

2. 提高老人的法律以及自我保护意识

建议老人对不理解，或者涉及重大经济利益的事务，如房产买卖、投资理财、借贷、抵押担保等不要轻易做出决定，应和律师、子女等充分协商。应远离不正当的投资/投机以及不科学的医疗保健宣传。其中暗藏骗局导致老年人上当的例子不胜枚举。

3. 呼吁法律纠纷中体现保护老人以及无害原则

对虽有协议，但不能证明当时已经向老人仔细解释使老人充分理解的协议应判为无效。对于合同纠纷，甚至也不能简单要求对等原则，涉及老人签署的法律文件要有更长的反悔期以及监护人签字项，应要求对方有更多的责任体现和约束，以确保老人的正当权益。

4. 加强监管、积极治疗

监护人应当履行监护职责，加强监管，积极治疗，及时安排陪

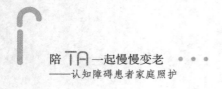

护或者机构看护，避免发生意外以及法律纠纷。如果证明老人的法律责任是由于监管疏失导致，那么监护人应承担责任。

5. 重视民事行为能力鉴定

应尽早和及时通过正规的法律程序确定老人的民事行为能力。若因故发生诉讼行为，不至于过于被动。

本书仅从临床医护人员及鉴定人的角度进行科普，但老年人权益保护不单是医学问题，实际涉及的伦理以及法律问题较为复杂，需要更多的相关工作者的参与。

参考文献

［1］Steeman E, de Casterlé BD, Godderis J, et al. Living with early-stage dementia: a review of qualitative studies［J］. Adv Nurs, 2006, 54（6）: 722—738.

［2］Mayo Clinic Staff. Alzheimer's stages: How the disease progresses［EB/OL］.

［3］Boeve Bradley F, Boxer Adam L, Kumfor Fiona, et al. Advances and controversies in frontotemporal dementia: diagnosis, biomarkers, and therapeutic considerations［J］. Lancet Neurol, 2022（21）: 258—272.

［4］Meeter Lieke H, Kaat Laura Donker, Rohrer Jonathan D, et al. Imaging and fluid biomarkers in frontotemporal dementia［J］. Nat Rev Neurol, 2017（13）: 406—419.

［5］Frontotemporal Dementia［EB/OL］. https://www.hopkinsmedicine. org/health/conditions-and-diseases/dementia/frontotemporaldementia.

［6］Banovic S, Zunic LJ, Sinanovic O. Communication Difficulties as a Result of Dementia［J］. Mater Sociomed. 2018, 30（3）: 221—224.

［7］Klimova B, Kuca K. Speech and language impairments indementia［J］. Appl Biomed. 2016（14）: 97—103.

［8］中国医师协会神经内科分会认知障碍专业委员会,《中国血管性认知障碍诊治指南》编写组. 2019 年中国血管性认知障碍诊治指南［J］. 中华医学杂志，2019，99（35）: 2737—2744.

［9］刘晓玲. 67 例老年病人饮食安全护理体会［J］. 全科护理，2008，6（25）: 2287—2288.

［10］曾海燕，林春洁，黄慈芬，等. 老年性精神病患者拒药藏药原因分析及护理［J］. 齐齐哈尔医学院学报，2013，34（24）: 3699—3700.

［11］郝佳洁. 综合性护理对老年睡眠障碍患者的效果分析［J］. 医学理论与实践，2023，36（15）: 2675—2677.

［12］张春红. 探讨手指操锻炼和饮食干预对老年痛风性关节炎患者康复效果的影响［J］. 中国现代药物应用，2023，17（8）: 161—165.

［13］钟晓利，陈思宇．老年认知障碍患者家庭照顾者负担及影响因素分析［J］.青岛医药卫生，2023，55（4）：255—257.

［14］林亚洁，罗本燕．痴呆的非药物干预研究进展［J］.中国神经精神疾病杂志，2020，46（5）：304—307.

［15］马善新，宋鲁平．阿尔茨海默病康复管理中国专家共识要点解读［J］.中国医刊，2020，55（7）.

［16］管细红，李博，李素珍．怀旧疗法对阿尔茨海默症患者认知功能及生活质量的影响［J］.护理学报，2016，23（11）：66—68.

［17］黄超．运动康复锻炼对阿尔茨海默病患者躯体功能影响的观察［J］.人民军医，2011，54（S1）：29—30.

［18］王洪涛，陈凡．老年阿尔茨海默症并发吞咽障碍患者康复效果评价［J］.中国康复，2014，29（3）：228.

［19］李青．系统康复训练在阿尔茨海默病患者临床治疗中的应用价值［J］.临床合理用药杂志，2015，8（3C）：116—117.

［20］王宏超，张奇．音乐干预改善阿尔茨海默症自传体记忆障碍的效果（综述）［J］.中国心理卫生杂志，2020，35（6）：482—486.

［21］沙李菊，王彤，王蔚，等．运动对阿尔茨海默病患者的影

响及其作用机制的研究进展［J］.实用心脑肺血管病杂志，2020，28（6）：100—104.

［22］孙皎，王磊，张秀英，等.太极拳对认知功能及精神健康影响的研究进展［J］.中国老年学杂志，2012，32（17）：3844—3847.

［23］Liu CC, Kanekiyo T, Xu H, et al. Apolipoprotein E and Alzheimer disease: risk, mechanisms and therapy. Nat Rev Neurol. 2013, 9（2）: 106—118.

［24］第七次全国人口普查公报［1］（第五号）——人口年龄构成情况［J］.中国统计，2021（5）：2.

［25］世界卫生统计：中国人均预期寿命77.4岁，4类慢病导致过早死亡［J］.卫生经济研究，2022，39（9）：85.

［26］Jia Jianping, Zhao Tan, Liu Zhaojun, et al. Association between healthy lifestyle and memory decline in older adults: 10 year, population based, prospective cohort study［J］. BMJ, 2023（380）: e072691.

［27］Warning signs of dementia infographic | Alzheimer's Disease International（ADI）（alzint.org）.

［28］中华医学会神经外科学分会，中华医学会神经病学分会，中

国神经外科重症管理协作组 . 中国特发性正常压力脑积水诊治专家共识（2016）. 中国医学杂志，2016，96（21）：1635—1638.

［29］ Boon Seng Liew, Kiyoshi Takagi, Yoko Kato, et al. Current updates on idiopathic normal pressure hydrocephalus［J］. Asian Journal of Neurosurgery, 2019, 14（3）: 648—656.

［30］ Kerstin Andrén, Carsten Wikkelsø, Magnus Tisell, et al. Natural course of idiopathic normal pressure hydrocephalus［J］. Neurosurgery & Psychiatry, 2013, 85（7）: 806—810.

［31］ Kimura A, Sugimoto T, Kitamori K, et al. Malnutrition is Associated with Behavioral and Psychiatric Symptoms of Dementia in Older Women with Mild Cognitive Impairment and Early-Stage Alzheimer's Disease［J］. Nutrients. 2019, 11（8）: 1951.

［32］ Nie J, Yang Y, Gao Y, et al. Newly self-administered two-step tool for screening cognitive function in an ageing Chinese population: an exploratory cross-sectional study［J］. Gen Psychiatr, 2023, 36（1）: e100837.

［33］ 陈春兰，罗健丽 . 老年痴呆患者的精神护理及家庭支持护理［J］. 中国医药指南，2013（28）：252—253.

［34］王倩，肖洪玲，肖云久，等．老年痴呆症患者家庭照顾者心理体验质性研究的 Meta 整合［J］.解放军护理杂志，2022（7）：039.

［35］刘瑞平，李宇航，张悠扬，等．不同程度认知功能障碍患者精神和行为症状的比较［J］.同济大学学报（医学版），2022，43（1）：113—119.

［36］刘帅，王轶，王志稳，等．痴呆老年人居家环境安全性现状调查［J］.中国护理管理，2019，19（12）：5.

［37］孝玲玲，肖姝雲．痴呆患者非药物干预研究进展［J］.国际老年医学杂志，2018，39（2）：5.

［38］李霞．帮我记住这世界——临床医生写给认知症家庭的 32 个小故事［M］.上海：上海科技教育出版社，2018.

［39］Maki Y, Sakurai T, Okochi J, et al. Rehabilitation to live better with dementia［J］. Geriatr Gerontol Int. 2018, 18（11）：1529—1536.

［40］Abendstern M, Reilly S, Hughes J, et al. Levels of integration and specialisation within professional community teams for people with dementia［J］. Int J Geriatr Psychiatry. 2006, 21（1）：77—85.

［41］贾建平，王荫华，蔡晓杰，等 . 中国痴呆与认知障碍诊治指
南（七）：照料咨询及相关伦理［J］. 中华医学杂志，2011
（16）：1081—1083.

图书在版编目(CIP)数据

陪 TA 一起慢慢变老:认知障碍患者家庭照护/王欢,
董萍,蒋颖著. —上海:学林出版社,2023
ISBN 978 - 7 - 5486 - 1987 - 1

Ⅰ.①陪… Ⅱ.①王… ②董… ③蒋… Ⅲ.①阿尔茨
海默病-护理 Ⅳ.①R473.74

中国国家版本馆 CIP 数据核字(2023)第 251260 号

责任编辑   许苏宜   陈天慧
封面设计   张志凯
插　画   徐　欢

陪 TA 一起慢慢变老
——认知障碍患者家庭照护
王　欢　董　萍　蒋　颖　著

出　　版   学林出版社
　　　　　　(201101　上海市闵行区号景路 159 弄 C 座)
发　　行   上海人民出版社发行中心
　　　　　　(201101　上海市闵行区号景路 159 弄 C 座)
印　　刷   上海商务联西印刷有限公司
开　　本   720×1000　1/16
印　　张   13.25
字　　数   12 万
版　　次   2023 年 12 月第 1 版
印　　次   2023 年 12 月第 1 次印刷
ISBN 978 - 7 - 5486 - 1987 - 1/G·763
定　　价   48.00 元

(如发生印刷、装订质量问题,读者可向工厂调换)